Würde bis zuletzt

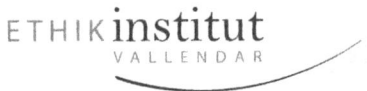

Ethische Herausforderungen in Medizin und Pflege

Band 5

Heribert Niederschlag /
Ingo Proft (Hg.)

Würde bis zuletzt

*Medizinische, pflegerische und
ethische Herausforderungen am
Lebensende*

Matthias Grünewald Verlag

VERLAGSGRUPPE PATMOS

PATMOS
ESCHBACH
GRÜNEWALD
THORBECKE
SCHWABEN

Die Verlagsgruppe
mit Sinn für das Leben

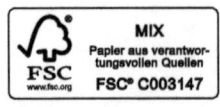

MIX
Papier aus verantwor-
tungsvollen Quellen
FSC   FSC® C003147
www.fsc.org

Für die Schwabenverlag AG ist Nachhaltigkeit ein wichtiger Maßstab ihres Handelns. Wir achten daher auf den Einsatz umweltschonender Ressourcen und Materialien.

Bibliografische Information der Deutschen Nationalbibliothek
Die Deutsche Nationalbibliothek verzeichnet diese Publikation in der Deutschen Nationalbibliografie; detaillierte bibliografische Daten sind im Internet über http://dnb.d-nb.de abrufbar.

Umschlaggestaltung: Finken & Bumiller, Stuttgart
Umschlagabbildung: annedehaas / iStock
Druck: CPI – buchbücher.de, Birkach
Hergestellt in Deutschland
ISBN 978-3-7867-3026-2

Inhalt

Vorwort

In Würde sterben – wer will das nicht? Was auf den ersten Blick wie selbstverständlich erscheinen mag, erweist sich in den hochprofessionalisierten und hochtechnisierten Strukturen unseres modernen Gesundheitssystems zunehmend als schwierig.

Künstliche Ernährung, intensivmedizinische Maßnahmen zur Verlängerung des Lebens oder auch schmerztherapeutische Angebote bestimmen zunehmend das Aufgabenspektrum und das Selbstverständnis von Medizin und Pflege. Besonders in der letzten Phase des Lebens ist oftmals ein hoher Handlungsdruck spürbar, der von der Sorge geleitet ist, nicht alles für den Patienten getan zu haben. Gleichzeitig werden aber auch kritische Stimmen immer deutlicher hörbar: Ist das Mögliche immer auch das Nötige? Bedeutet ein Mehr an Lebenszeit tatsächlich einen Gewinn an Lebensqualität? Ist es überhaupt sinnvoll, lebensverlängernde Maßnahmen einzusetzen, werden damit nicht vielfach auch Leid und Schmerz verlängert?

Patienten und Angehörige stellen sich diese Fragen ebenso wie multiprofessionelle Gesundheitsdienste und gesellschaftspolitische Akteure der Gesundheitsversorgung. Zunehmend scheint sich ein Bewusstsein für die Fragilität personaler Würde gerade im Sterbeprozess zu etablieren. Immer stärker zeichnet sich die Notwendigkeit einer Kunst des Sterbens ab, die sich gezielt um ein würdevolles Sterben bemüht.

Neben therapeutischen Angeboten und palliativen Konzepten in der Medizin ist es besonders die Pflege, die einen wesentlichen Beitrag zur Gestaltung der letzten Phase des Lebens leistet. Wo es um das Menschsein des Menschen geht, greifen reine Versorgungskonzepte zu kurz. Palliativ Care Konzepte stellen dabei einen wichtigen Beitrag zu einer würdevollen Pflege dar. In Verbindung mit seelsorglichen und pastoralen Konzepten kann hier ein Weg eingeschlagen werden, der weder in einen technischen Aktionismus fliehen, noch vor dem Sterben zurückschrecken muss, sondern fähig ist, einen sterbenden Menschen auch auf dem letzten Wegstück würdig zu begleiten.

Dies verändert nicht nur den Erfahrungsraum des Patienten wie der begleitenden Freunde und Angehörige, sondern auch der unterstützenden Dienste und Versorgungseinrichtungen. Sterben wird nicht mehr als Scheitern oder Abbruch einer Lebensgeschichte, sondern als wertvoller, wenn auch letzter und abschließender Teil des Lebens selbst gesehen.

Das vorliegende Buch möchte einen Beitrag dazu leisten, sich den Herausforderungen zunehmender Technisierung am Lebensende und deren Auswirkungen auf das Verständnis von Würde und personalem Menschsein zu stellen. In einem interdisziplinären Diskurs werden neben einem kritischen Problemaufriss praktikable und ethisch fundierte Handlungsoptionen geboten, die Impulse für eine wieder zu entdeckende Kunst des „würdevollen Sterbens" bieten. Von hieraus vermag dann auch das Bewusstsein zu wachsen:

Erst wenn das Sterben wieder einen Platz im Leben hat, kann das Leben als ein Vorbereiten auf das Sterben gelingen.

Vallendar, September 2014

Heribert Niederschlag   Ingo Proft

Rudolf Giertler

Würde bis zuletzt?!

Grußwort

Die modernen technischen Entwicklungen in der Medizin haben scheinbar unbegrenzte Möglichkeiten geschaffen, Krankheiten zu heilen und das Leben zu verlängern.

Die künstliche Ernährung ermöglicht Menschen mit Schluckstörungen oder Passagehindernissen und Menschen, die sich in einem komatösen Zustand befinden, eine mühelose und meist unkomplizierte Nahrungszufuhr. Damit werden nicht nur subjektive Bedürfnisse wie Hunger und Durst befriedigt, sondern darüber hinaus auch kritische Lebenssituationen überbrückt und schwerstkranke Patienten am Leben gehalten.

Weder das medizinische Personal, noch die betroffenen Patientinnen und Patienten möchten heute auf diese segensreiche Behandlung verzichten. Ähnliche Überlegungen treffen auf die maschinelle Beatmung, die künstliche Niere und auf die Behandlung kardialer und vaskulärer Notfälle und Erkrankungen zu. Patienten, die auf Intensivtherapiestationen behandelt worden sind, äußern sich trotz aller kritischer Vorbehalte in der Öffentlichkeit gegenüber der Apparatemedizin und trotz der Belastungen, die sie auf diesen Stationen erfahren haben, im Nachhinein überwiegend dankbar dafür, dass sie dank der modernen technischen Möglichkeiten ihre Gesundheit und ihr Leben wiedererlangt haben.

Während für die Behandlung akuter lebensgefährlicher Erkrankungen oder eines Organversagens, wie zum Beispiel einer chronischen Niereninsuffizienz, klare Indikationen für den Einsatz moderner Techniken bestehen, ergeben sich am Lebensende oft erhebliche Konflikte bei der Fortsetzung eingeleiteter intensivtherapeutischer Maßnahmen oder ihrem Abbruch.

Insbesondere der Therapieabbruch stellt für das medizinische Personal, aber auch für die Angehörigen der Patienten, stets eine große Herausforderung dar. Für die Angehörigen ist ein Therapieabbruch oft mit Schuldgefühlen und Selbstvorwürfen verbunden, und für das Personal ergeben sich damit neben medizinischen Aspekten oft tiefgreifende medizinisch-ethische Konflikte. Dabei kommt es darauf an, das gesamte medizinische Personal in den medizinisch-ethischen Diskurs einzubeziehen und die Entscheidung auch gegenüber den Angehörigen transparent und offen darzulegen. Um möglichst alle

Details bei den bevorstehenden Entscheidungen zu berücksichtigen, sollten klinische Ethikkomitees in den Entscheidungsprozess eingebunden werden, die dank ihrer ethischen Kompetenz die Entscheidungsfindung begleiten und erleichtern können. Nicht zuletzt können klinische Ethikkomitees zur besseren Akzeptanz kritischer Entscheidungssituationen in der Öffentlichkeit beitragen. Die Beendigung einer künstlichen Ernährung ist dabei besonders schwer zu vermitteln, da sowohl das therapeutische Team, vor allem aber die Angehörigen, oft fürchten, die Patienten müssten verhungern und verdursten, da sie über den zweifelhaften Wert dieser Maßnahme am Lebensende nicht immer ausreichend informiert sind.

Patienten, die sich in der Endphase ihres Lebens befinden und noch zu einer freien Willensäußerung in der Lage sind, können in der Regel abwägen, welche Erwartungen sie mit dem Einsatz apparativer medizinischer Techniken oder mit der künstlichen Nahrungszufuhr verbinden oder ob dadurch ihre nicht selten fatale Situation noch unnötig verlängert wird. Eine ablehnende Haltung gegenüber intensivtherapeutischen Maßnahmen und einer künstlichen Ernährung in dieser Lebensphase ist daher zu respektieren, auch wenn sie im weiteren Verlauf der Erkrankung nicht mehr verbal zum Ausdruck gebracht werden kann oder wenn sie in einer Patientenverfügung und Vorsorgevollmacht hinterlegt ist. Bei fehlendem Bewusstsein des Patienten ist dann letztendlich seinem mutmaßlichen Willen zu entsprechen.

Oft mögen uns die Willensäußerungen unserer Patientinnen und Patienten verwundern oder befremden, aber wir müssen ihnen das Recht einräumen, sich selbstbestimmend in den ihnen eigenen Vorstellungen und Erwartungen für ihr bevorstehendes Lebensende zu entscheiden, um nicht zuletzt ihre Würde, als Ausdruck ihres personalen Menschseins, zu respektieren und zu wahren.

Selbstbestimmung und Sterben in Würde sind zu zentralen Begriffen in den gegenwärtigen medizinisch- ethischen Diskussionen geworden. Sie haben dort ihren Platz, wo durch Selbstbestimmung nicht in unkritischer Weise jede medizinische Maßnahme abgelehnt wird oder Hilfe zu suizidalen Handlungen oder gar aktive Sterbehilfe eingefordert wird, und andererseits beim Sterben nicht um jeden Preis ärztlicherseits oder auf Drängen der Angehörigen das Leben aufrechterhalten wird, auch wenn der Tod seine Schatten bereits vorausgeworfen hat und wenn sich der Patient klar gegen die Einleitung oder Fortsetzung einer lebensverlängernden Therapie entschieden hat.

Die Grundsätze der Bundesärztekammer zur Sterbebegleitung fordern in solchen Situationen eine Änderung des Therapieziels, das heißt, medizinische Maßnahmen zugunsten einer palliativen Betreuung einzuschränken oder einzustellen, um die Patienten keinen zusätzlichen Belastungen auszusetzen und damit ihre Lebensqualität noch weiter zu mindern. Beispielsweise führt eine routinemäßige künstliche Flüssigkeitszufuhr bei sterbenden Patienten oft zu Atemnot ohne den Durst stillen zu können und verstärkt somit unnötig das Leiden der Betroffenen, während menschlicher und spiritueller Beistand, liebevolle und kompetente Pflege und Symptomkontrolle dem Sterbenden Trost und Halt auf seiner letzten Wegstrecke geben können. Schließlich ist die Angst vor Schmerzen und die Angst, technischen medizinischen Geräten hilflos ausgesetzt zu sein sowie die Angst im Sterben allein gelassen zu werden einer der häufigsten Gründe für den Wunsch, das Leben aktiv zu beenden.

Dass neben medizinischen und ethischen Aspekten stets auch rechtliche Konfliktmöglichkeiten zu bedenken sind, zeigen die besonderen Probleme am Ende des Lebens auf.

Sich diesen Fragen zu stellen und nach Antworten zu suchen, war Ziel und Inhalt einer gemeinsamen interdisziplinären Tagung des Ethikinstituts Vallendar und der Katholischen Ärztearbeit Deutschlands am 16.11.2013 in Vallendar, auf deren Grundlage die nachfolgende Publikation entstanden ist. Sie soll einem interessierten Leserkreis einen Einblick in die gegenwärtige Diskussionslage vermitteln und Ansätze zur Erhaltung der „Würde bis zuletzt" vorstellen. Damit kann nicht nur ein Beitrag für den wichtigen gesellschaftlichen Diskurs zum Umgang mit der Würde am Lebensende, sondern auch ein Impuls zur Auseinandersetzung mit dem eigenen Sterben mitten im Leben geleistet werden.

Sonja Sailer-Pfister

Selbstbestimmt und ohne Schmerzen?

Theologisch-ethische Anfragen an den aktuellen gesellschaftlichen Diskurs zu Tod und Sterben

Autonomie um jeden Preis! Unabhängig, absolut frei und niemandem verpflichtet. Postuliert man ein solches Autonomiekonzept, dann ist aktive Euthanasie der einzige Ausweg! Denn man will und kann niemandem zur Last fallen und alles, was man nicht selbst in der Hand hat, gilt als Schwäche! Ist eine solche Gesellschaft erstrebenswert? Der folgende Artikel definiert Sterben nicht nur als individuellen, sondern im Anschluss an die Thanatosoziologie, die eine „Diskursivierung von Sterben und Tod" in der Gegenwartsgesellschaft feststellt, als sozialen Prozess. In Auseinandersetzung mit alternativen Autonomievorstellungen und vor dem Hintergrund einer theologischen Reflexion soll versucht werden, Sterben im Kontext einer relationalen Autonomie zu denken und daraus praktische Konsequenzen zu ziehen.

Die Debatte um Sterbehilfe und damit die Frage nach einem selbstbestimmten, selbst planbaren und kontrollierbaren Sterbeprozess, flammt von Zeit zu Zeit immer wieder in unserer Gesellschaft auf. Dies geschieht v.a. wenn neue Gesetze, wie zuletzt im Februar 2014 in Belgien, in diesem Fall zur Sterbehilfe bei Kindern, verabschiedet werden oder, wie fast gleichzeitig in Deutschland, ein bereits 2012 abgelehnter Gesetzesentwurf zum Verbot von Sterbehilfe erneut diskutiert wird. Die Unionsvertreter, an der Spitze Gesundheitsminister Gröhe, unternahmen einen erneuten Anlauf, organisierte Sterbehilfe gesetzlich zu verbieten. „Meine Überzeugung ist", so Gröhe, „dass nicht nur die erwerbsmäßige – also ein besonders verwerfliches Geschäftemachen mit der Lebensnot von Menschen –, sondern jede Form der organisierten Selbsttötungshilfe verboten werden muss. Schwerstkranke und sterbende Menschen brauchen in ihrer letzten Lebensphase liebevolle Zuwendung und bestmögliche Pflege. Sie können sich darauf verlassen, palliativmedizinischen Hilfe, zu der auch das Lindern von Schmerzen gehört, zu bekommen."[1] Die Gegner dieses Gesetzentwurfes fordern, dass auf Wunsch des Patienten der Arzt die Möglichkeit hat, Menschen den von ihnen gewünschten

---

[1] Gesundheitsminister Gröhe im F.A.Z.-Interview, www.faz.net/aktuell/politik/in land/gesundheitsminister-groehe, abgerufen am 5.08.2014.

Tod zu ermöglichen und Hilfe zur Selbsttötung leisten darf. Diese Debatte ist noch nicht entschieden. Einige Nachbarländer haben bereits liberalere Regelungen getroffen.

In diesem Kontext schalten sich auch die Medien intensiv in diese Debatte ein. So war zum Beispiel der Titel einer Spiegelausgabe: *Letze Hilfe. Plädoyer für ein Sterben in Würde.* Im Leitartikel „Der moderne Tod" wird intensiv die Diskussion um einen selbstbestimmten, d.h. modernen Tod geführt. Das impliziert automatisch die Frage nach den Möglichkeiten der Sterbehilfe.

Die gesellschaftliche Debatte dreht sich nicht nur um gesetzliche Regelungen, sondern betrifft die ganze menschliche Existenz. Grundsätzliche Fragen wie, was ist ein menschenwürdiges Sterben, was ist ein lebenswertes Leben oder wie geht die moderne Gesellschaft mit Sterbenden um, werden gestellt und Antworten gesucht.

„Immer weniger Menschen hierzulande sehen den Tod als ein Lebensende, das von Gott oder vom Schicksal bestimmt wird. Im Zeitalter von Reanimation, künstlicher Beatmung und PEG-Sonde ist es nicht mehr eindeutig, was es heißt, einen natürlichen Tod zu sterben. Der medizinische Fortschritt ist Segen und Fluch zugleich. Der Tod geschieht nicht mehr."[2]

Der Wunsch nach Selbstbestimmung und Autonomie prägt die Debatte, sowie die Angst, in einem Pflegeheim dahinzuvegetieren, Schmerzen zu ertragen, nicht mehr entscheidungsfähig und auf die Hilfe anderer angewiesen zu sein. Dies widerstrebt zutiefst der Vorstellung eines modernen, selbstbestimmten Individuums!

Aber muss nicht die Frage gestellt werden, ob der moderne Mensch nicht einer falschen Vorstellung von Autonomie bzw. Selbstbestimmung anheimgefallen ist, ob es nicht an der Zeit ist, sich auch als Gesellschaft Gedanken zu machen, wie Sterbende zu betreuen und zu pflegen sind, und Strukturen und Orte zu schaffen, die Sterbende nicht als Last und Kostenfaktor definieren, sondern das Menschsein bis zum Ende in den Mittelpunkt stellen und den Prozess des Sterbens zulassen? Und das jenseits oder zumindest in kritischer Distanz zur medialen Inszenierung?

---

[2] Melanie Aman/Christoph Schult, Der moderne Tod. Jeder zweite Deutsche kann sich einen Selbstmord vorstellen, wenn er zum Pflegefall wird. Nun entbrennt eine Debatte um Sterbehilfe. Doch die Forderung nach einem selbstbestimmten Tod birgt die Gefahr, dass sich alte Menschen aus dem Leben gedrängt fühlen, in: DER SPIEGEL, Nr. 6/ 2014, 31-39, 31.

1. Umgang der Gesellschaft mit dem Tod – „Diskursivierung von Sterben und Tod"

Die Medien bestimmen und lenken sehr intensiv den Diskurs um den Umgang mit dem Tod. Das Sterben erfährt öffentliche Aufmerksamkeit. Dennoch ist die Veröffentlichung dieses Diskurses ein ambivalentes Phänomen. „Während Sterben und Tod in den Medien, Talkshows, Feuilletons, aber auch in Kunst, Medizin, Politik, Ethik und Recht als Themen allgemein gegenwärtig sind, findet das reale Sterben zusehends in spezialisierten Institutionen wie Palliative Care-Stationen, Hospizen oder Pflegeheimen statt."[3] Moderne Menschen partizipieren an der gesellschaftlichen Debatte über Sterben und Sterbehilfe und wünschen sich oft nichts mehr als Autonomie bis zum Schluss, haben aber zumeist noch nie oder sehr selten Sterbeprozesse erlebt bzw. eigene Erfahrungen mit Sterbenden gemacht. Das Sterben ist kein Prozess unmittelbarer sozialer Erfahrung mehr. Viele, wenn nicht die meisten Menschen, beschleicht eine große Unsicherheit und ein mulmiges, nicht wirklich definierbares Gefühl, wenn es um das Thema Sterben und Tod geht.

Ist ja auch nicht verwunderlich. Der Tod wird sehr nüchtern und empirisch als biologischer, natürlicher Prozess verstanden, der zum Leben dazugehört, der auf naturwissenschaftliche Weise erklärt werden und den man aufgrund unseres medizinisch-technischen Fortschrittes auch sehr lange hinauszögern kann. Vielen Menschen reicht diese Interpretation aber nicht aus. Unsere heutige Gesellschaft gibt überhaupt keine Antworten oder Handlungsanweisungen mehr, die einen Umgang mit dem Lebensende erleichtern und gestalten. Existenzielle Sinnfragen, die gerade im Umfeld eines Sterbenden auftauchen, wie „Was bedeutet Leben oder Totsein?" und „Gibt es ein Leben nach dem Tod?", drängen nach Beantwortung. Das führt zu einer latenten Verunsicherung, zu einem ambivalenten Umgang mit dem Phänomen, das man doch lieber, so lange es geht, verdrängt.

Und dennoch finden sich in der pluralisierten und individualisierten Moderne durchaus kollektive Vorstellungen im Hinblick auf ein gutes Lebensende z.B. dass Sterben schnell, schmerzfrei und möglichst in den eigenen vier Wänden geschehen soll. Aber trifft diese Zeitdiagnose zu? Der Soziologe Werner Schneider beobachtet auch das Gegenteil: „Wir leben gerade in einer todesversessenen Kultur, in einer

---

[3] Markus, Zimmermann-Acklin, Öffentliche Sterbehilfediskurse in Deutschland und in der Schweiz, in: Michael Anderheiden/Wolfgang U. Eckhart (Hg): Handbuch Sterben und Menschenwürde, Bd. 3, Berlin/Boston 2012, 1531-1546, 1534.

Kultur, die uns permanent unseren Alltag mit medial vermittelten ‚Todesbildern' durchsetzt. Wir befinden uns in einer Gesellschaft, in der der (nicht nur medizinische) Kampf gegen Leiden, Sterben und Tod einen Diskurs am Leben hält, der uns unentwegt mit dem richtigen Umgang mit Sterben und Tod, mit Sterbenden und Toten vertraut machen möchte."[4]

Die sogenannte Thanatosoziologie interpretiert diese Phänomene als „Diskursivierung von Sterben und Tod"[5], d.h. es geschieht eine „Um- bzw. Neudeutung des Lebensendes"[6]. Das Neue des öffentlichen Diskurses ist, dass das Sterben nicht in erster Linie verhindert werden muss, sondern zu einem Bereich wird, der aktiv, selbstbestimmt und nach eigenen Vorstellungen, zu gestalten ist. Dabei entstehen in einer säkularen und pluralen Gesellschaft immer wieder neue Vorstellungen und Normen darüber, wie ein gutes, gelungenes Sterben aussieht bzw. was unbedingt zu vermeiden ist.

Der soziologische Fokus liegt darauf, wie in unserer Gesellschaft über Tod und Sterben kommuniziert wird, „d.h. er muss jene *gesellschaftliche Wirklichkeit von Sterben und Tod* in den Blick nehmen, die in und durch die jeweils herrschenden Diskurse zum Lebensende *symbolisch-normativ* konstituiert wird."[7]

2. Sterben als sozialer Prozess – nicht nur eine Perspektive der Soziologie, sondern auch der christlichen Sozialethik

Zentral und von höchster Bedeutung ist in diesem Diskurs die Vorstellung eines selbstbestimmten Todes. Das Ideal nach eigenen Vorstellungen, möglichst schmerzfrei und kontrolliert zu sterben, gewinnt immer mehr an Bedeutung und wird zu einem ethischen Leitbild, das fast nicht mehr hinterfragt werden darf.

Mit der eigenen Sterblichkeit versucht in der modernen Gesellschaft jeder selbst zurechtzukommen. Im normalen hektischen Alltag spielt der Tod keine Rolle. Bewusst wird die Tatsache des Todes erst, wenn jemand aus der Familie oder dem nahen Bekannten- und Freundeskreis stirbt. Dabei ist nicht nur die eigene Sterblichkeit ein Thema, sondern auch, weil sich gerade im Sterbeprozess die soziale Situation

---

[4] Werner Schneider: Wandel und Kontinuität von Sterben und Tod in der Moderne. Zur gesellschaftlichen Ordnung des Lebensendes, in: Bauerfeind, Ingo u.a. (Hg.), Über das Sterben. Entscheiden und Handeln am Ende des Lebens, München 2005, 30-54, 31.

[5] Zimmermann-Acklin, 1534 bzw. Schneider, 31.

[6] Schneider, 31.

[7] Schneider, 32.

des Einzelnen offenbart, die Tatsache, dass das Sterben sich nicht im luftleeren Raum vollzieht, sondern in sozialen Strukturen eingebettet ist. An diesem Punkt wird dem hochindividualisierten Menschen, der sich als autonom definiert und seine persönliche Freiheit über alles schätzt, bewusst, ob seine Sozialstrukturen bei Grenzerfahrungen und in Krisensituationen tragfähig sind, sofern er denn noch welche pflegt. Aussagen, die dann oft zu hören sind, wie etwa „Einsam in einem Pflegeheim möchte ich nicht sterben" oder „Ich möchte auch umsorgt zuhause sterben", bestätigen Ängste und Sorgen hinsichtlich des eigenen Todes und machen bewusst, dass das je individuelle Sterben (des anderen, das mögliche eigene Sterben) sich „in seiner *kulturellen Rahmung und gesellschaftlichen Bestimmtheit*"[8] vollzieht.

Es wird deutlich, dass Sterben nicht nur ein physiologischer, sondern ganz wesentlich auch ein sozialer Prozess ist, „bei dem ein anhand *kulturell vorgegebener Kriterien als sterbend definiertes Subjekt* aus einer sozialen Gemeinschaft unwiederbringlich ‚ausgegliedert' wird...'"[9]. Der Tod durchbricht damit nicht nur menschliche Beziehungen, sondern hat unmittelbar Einfluss auf gesellschaftliche Ordnungsvorstellungen. Jede Gesellschaft hat die Aufgabe zu bewältigen, mit dem Lebensende umzugehen, Deutungsangebote und Bewältigungsstrategien bereitzustellen. „Eine solche symbolische ‚Ordnung des Todes' – als kollektives Deutungsmuster und objektiviert in den entsprechenden institutionellen Bereichen von Medizin, Religion, Recht usw. – ermöglicht den Gesellschaftsmitgliedern, das Sterben, den Tod von anderen, den antizipierten eigenen Tod mit Sinn auszustatten. Sie vermittelt ihnen als Lebende die Gewissheit der bzw. den Glauben an die Sinnhaftigkeit des individuellen wie kollektiven Weiterlebens im Diesseits."[10] Diese Vorstellungen, gemeinsame Deutungsmuster und auch normative Orientierungen entstehen in der modernen Gesellschaft diskursiv. So ist v.a. die Theologie und die theologische Ethik herausgefordert, ihren Beitrag zu diesem Diskurs fundiert zu leisten. Gerade eine christliche Sozialethik hat die Aufgabe, die soziale Dimension des Sterbens in den Fokus zu stellen und der Gesellschaft Sinnressourcen und Deutungsangebote zur Verfügung zu stellen, die auch die soziale und religiöse Dimension des Sterbens mit berücksichtigen und die die dominanten Autonomie- und Freiheitsvorstel-

---

8 Schneider, 32.
9 Schneider, 32f.
10 Schneider, 34. Ausführlich vgl. dazu: Ariès, Philippe: Geschichte des Todes, München 2009; Feldmann, Klaus: Tod und Gesellschaft. Sozialwissenschaftliche Thanatologie im Überblick, 2. überarbeitete Auflage, Wiesbaden 2010.

lungen kritisch hinterfragen. Als Verständnishintergrund soll dazu ein
Blick in die Geschichte geworfen werden.

3. Sterben und Tod – Entwicklungslinien von der traditionellen zur modernen Gesellschaft

Wie kommt der moderne Mensch zu seinen Todesvorstellungen, was
hat sich an diesen verändert und welche gesellschaftlichen Entwicklungen führten dazu?

Dazu zunächst ein kurzer Aufriss von gesellschaftlichen Prozessen,
die das Verständnis und die Deutung von Tod und Sterben grundlegend verändert haben.

In traditionellen Gesellschaften war die Vorstellung eines guten Todes v.a. ein religiös begleiteter sozialer Prozess, der auf eine jenseitige
Existenz vorbereitet. Der Tod markierte den Übergang vom Diesseits
ins Jenseits. Christlich gedeutet ist der Tod die Heimkehr zu Gott,
der durch das Leiden und die Auferstehung seines Sohnes alle Menschen erlöst und ihnen dadurch das ewige Leben geschenkt hat. Das
Leben, so die traditionelle Vorstellung, umfasste nicht nur die diessei-
tige Welt, sondern auch die ewige Existenz im Jenseits. Leiden und
Krankheit werden aus dieser Perspektive als Prüfung und als Vorbereitung auf das Jenseits verstanden. Ein gutes Sterben ist daher ein
längerer Leidensprozess zur Vorbereitung auf das Jenseits. Dieser
Prozess war religiös geprägt und begleitet durch Rituale wie Beichte
und Krankensalbung (in diesem Zusammenhang ist die vorkonziliare
Bezeichnung „letzte Ölung" sinnenfälliger!). Schlechtes Sterben war
in dieser Vorstellungswelt ein plötzlicher, unvorbereiteter Tod. Das
Leben ist nach dem Tod nicht zu Ende, so die tragende und verhei-
ßungsvolle Überzeugung.[11]

Die Moderne dagegen ist diesseitsorientiert. Der Tod ist das Ende
des eigenen Lebens. Der moderne Mensch hat weitgehend die Transzendenz verloren, und er muss möglichst lange vor seinem unver-
meidlichen biologischen Tod bewahrt werden. Jenseits- und Erlö-
sungsvorstellungen verlieren an Bedeutung. Individuelle Verwirklichung und Verheißung kann nur im Diesseits geschehen. Leiden und
Krankheit sind in ihrer gesellschaftlichen Wahrnehmung nutzlos und
überflüssig. Sie müssen daher vermieden und beseitigt werden. Dafür
ist die moderne naturwissenschaftliche Medizin verantwortlich.[12]
Sterben ist in diesem Kontext ein rein biologischer Vorgang. Gutes

---

[11] Vgl. Schneider, 41.
[12] Vgl. Schneider, 38.

Sterben verläuft schnell und plötzlich. Schlechtes Sterben ist langsam und qualvoll.

„Sterben und Tod werden auf dem Weg der Durchsetzung der modernen Gesellschaft ... in die institutionalisierten Nischen der wissenschaftlichen Spezialdisziplinen (v.a. der Medizin) geschoben. Die Sterbenden und die Toten werden symbolisch entgemeinschaftet, ‚der Tod' als der jetzt von der Natur gesetzte ‚Feind' des Menschen verliert seine kollektiv verbindlichen, transzendenten Sinngewissheiten."[13] Der Tod wird privatisiert und individualisiert, er wird dem Individuum überlassen zur eigenen Sinnkonstruierung. Kollektive Deutungen fallen weg.

Gegen diese radikalen Sichtweisen und aufgrund der Erfahrung eines radikalen Sinnverlustes treten seit kurzer Zeit, im postmodernen Denken, neue Fragen auf. Die öffentlichen Auseinandersetzungen um Sterbehilfe, Sterbebegleitung, Patientenverfügung etc. verweisen darauf, dass es nicht mehr nur darum geht, den medizinischen Kampf um das Leben möglichst lange zu führen und den Kampf gegen den Tod zu bewältigen, sondern es treten Diskurse in den Fokus, die Deutungsgewissheiten suchen, die versuchen, den eigenen und den Tod der Anderen zu deuten und Handlungsanweisungen zu finden. Es ist, so behauptet Werner Schneider, eine Remoralisierung[14] des Sterbens eingetreten, d.h. es werden normative Diskurse darüber geführt, was ein gutes Sterben ist. „Sterben und Tod schieben sich so als wirkmächtige, weil handlungsleitende Vorstellungen wieder in unseren Alltag, die Sterbenden bzw. die Toten nehmen in der fortgeschrittenen Moderne wieder einen Platz im symbolischen Austausch unter den Lebenden ein: Die Toten helfen den Lebenden [...], Weiterlebende und Sterbende sind wechselseitig ihrer ‚Gemeinschaft' verpflichtet."[15]

Diese gesellschaftlichen Diskurse sind auch für die Theologie anschlussfähig. Für gläubige Menschen ist der biologische Tod nicht das Ende. Sie tragen eine berechtigte Hoffnung auf ein Weiterleben nach dem Tod in sich, auf ein Leben in Gemeinschaft mit Gott.

Der theologische Beitrag zu diesem Diskurs wird hier einerseits systematisch-theologisch anhand der Infragestellung einer absolut gedachten Autonomie formuliert und praktisch am Beispiel der christlichen Patientenverfügung der Deutschen Bischofskonferenz erörtert.

---

[13] Schneider, 40.
[14] Schneider, 42.
[15] Schneider, 42.

Dazu soll hier in aller Kürze versucht werden, Elemente eines erweiterten Autonomiekonzeptes darzustellen sowie Deutungen und ethische Leitgedanken eines menschenwürdigen Sterbens aus theologischer Perspektive zu formulieren.

4. Autonomie in Bezogenheit

Mit dem Begriff Autonomie wird im aktuellen Diskurs Freiheit und Selbstbestimmung assoziiert. Autonomie gilt als Leitidee des modernen aufklärerischen Denkens und wird somit nicht nur in ethischen Zusammenhängen, sondern auch in Politik und Psychologie verwendet. Normative und deskriptive Verwendungsweisen vermischen sich oft, so dass Autonomie sowohl ein Recht bzw. sittlichen Anspruch als auch eine Eigenschaft bezeichnet.

Von seiner griechischen Herkunft her bezeichnet der Begriff, der zunächst ein politischer ist, „Selbstgesetzgebung". Er beschreibt einen Zustand innerer und äußerer Freiheit der Polis, also von Völkern und Staatsgebilden. Die entscheidende Wende hin zum Subjekt geschieht dann in der Aufklärung. „Selbstgesetzgebung" bezeichnet hier ein mündiges, von jeglicher Selbstherrschaft befreites Subjekt.[16]

Immanuel Kant stellt den Autonomiebegriff in das Zentrum seiner Moralphilosophie. Gerade in der aktuellen Debatte um menschenwürdiges Sterben wird immer wieder auf sein Autonomiekonzept rekurriert. Daher wird es an dieser Stelle kurz dargestellt.

Kant nennt einen selbstgesetzgebenden Willen, d.h. einen von empirischen Tatsachen unabhängigen, durch praktische Vernunft, nicht durch sinnliche Antriebe bestimmten Willen, autonom. Autonomer Wille ist nicht abhängig von kontingenten Zielsetzungen oder von Lust- oder Unlustempfindungen, sondern bestimmt sich selbst. „Für Kant ist also Autonomie, die *Bedingung der Möglichkeit*, moralisch handeln zu können. Sie ist im Kantischen Denken der *Grund für unsere Moralfähigkeit*."[17] Darüber hinaus ist Autonomie das Fundament der menschlichen Würde. Die Autonomiefähigkeit des Menschen begründet die Menschenwürde, aufgrund derer der Mensch als Zweck an sich betrachtet werden muss und nicht verzweckt werden darf.

Autonomie ist in diesem Denken nicht mit Selbstbestimmung gleichzusetzen. Es ist daraus kein unbegrenztes Recht auf Selbstbestimmung ableitbar. „Die Grenze ist dort zu ziehen, wo der Mensch in

---

[16] Vgl. Brigitta-Sophie von Wolff-Metternich: Autonomie am Lebensende, in: Michael Anderheiden/Wolfgang U. Eckhart (Hg), Handbuch Sterben und Menschenwürde, Bd. 1, Berlin/ Boston 2012, 511-523, 514.

[17] Wolff-Metternich, 515.

Gefahr steht, durch die Willkür anderer in seiner Würde als autonomes Wesen verletzt zu werden."[18]

Gerade bei dem Thema Sterbehilfe sind die Grenzen meines Erachtens sehr schwer zu ziehen, denn den autonomen Willen des Sterbenden zu erkennen und dabei seine unbedingte Würde zu achten, ist schwierig. Oder gilt der autonome Wille, den der Sterbende in einer ganz anderen Situation ausgesprochen hat? Und es besteht natürlich die Gefahr der Verzwecklichung der sterbenden Person. Dennoch kann es der Wille der Person sein, sterben zu wollen. Muss dieser dann nicht respektiert werden?

Während Kant seinen Autonomiebegriff noch in eine Pflichtenethik einbettet, d.h. seinen Autonomiebegriff nicht mit persönlichen Wünschen und Vorlieben gleichsetzt, sondern an die Vernunft rückbindet und die Verallgemeinerbarkeit der eigenen Maximen annimmt, vertritt der Utilitarismus, der eine immer dominantere Strömung der Ethik darstellt, ein ganz anderes Autonomiekonzept. Mills utilitaristische Theorie setzt die Selbstbestimmung der Person absolut. Dem Willen der Person darf nur dann nicht gefolgt werden, wenn Dritte in Gefahr sind. Die Selbstgefährdung der eigenen Person spielt keine Rolle. „Zentraler Angelpunkt ist die Betonung individueller Handlungsfreiheit, aus der eine vornehmlich auf das Abwehrrecht konzentrierte Konzeption von Autonomie entwickelt wurde. Weil jeder Mensch frei sei, dürfe er jegliche Einmischung Dritter ablehnen."[19]

Diese Art von Autonomieverständnis entspringt einem radikalen Individualismus. Sterbehilfe, aktiv oder passiv stellt in diesem Konzept überhaupt kein Problem dar. Selbstbestimmung ist eine absolute Norm des Individuums.

Aber ist dieses Verständnis von Autonomie nicht einseitig? Deutlich wird dies, wenn man den Sterbenden in den Blick nimmt, der beiden angerissenen Konzeptionen theoretisch zugrunde liegt: „Dieser wird als ein solitäres, einsames Subjekt gesehen, das Wünsche äußern und ihre Erfüllung gegenüber der Umgebung durchsetzen will, nicht aber als ein relationales Selbst wahrgenommen, dessen Autonomie in eine Abhängigkeit von anderen eingebettet ist. Auf diese Weise wird Autonomie mit einer Form von Autarkie gleichgesetzt, mit der Selbstgenügsamkeit des starken, selbstbewussten, keiner Hilfe bedürftigen

---

18 Wolff-Metternich, 516.
19 Giovanni Maio, Mittelpunkt: Mensch. Ethik in der Medizin. Ein Lehrbuch, Stuttgart 2012, 122.

Menschen."[20] Dieses Ideal, das auch von der modernen Gesellschaft favorisiert wird, ist schon bei gesunden Menschen anfragbar, geschweige denn für kranke Menschen tragbar. Abhängigkeit und Angewiesenheit auf andere Menschen, die Verwobenheit in familiäre und soziale Strukturen sind ebenso anthropologische Fakten, wie Individualität. Jeder Mensch ist auch ein soziales Wesen, mit seinen Kontexten und Bezügen zu anderen Menschen und zur Gesellschaft. Fürsorge und Solidarität gehören ebenso zum menschlichen Dasein wie Selbstverwirklichung und Selbstbestimmung.

Auch einige Ansätze der Gegenwartsphilosophie stellen individualistisch verengte Autonomiekonzepte in Frage. Als prominentes Beispiel kann hier Paul Ricoeur angeführt werden, der die Person in Relation definiert, und zwar in einer dreifachen: Selbst – Andere – Welt.[21] Autonomie wird realisiert durch die Beziehung zu Anderen und hat immer soziale Vorbedingungen.[22] Damit sind Gegenseitigkeit und Fürsorge[23] konstitutive Merkmale eines alternativen oder umfassenden Autonomiekonzeptes. Ähnlich argumentiert Helmut Plessner. Er sieht den Menschen immer in der Spannung von Vereinzelung und Verallgemeinerung. In dieser Spannung eine Mitte zu finden, ist die Herausforderung des Menschseins. Autonomie heißt daher nicht, völlige Unabhängigkeit, sondern „bildet sich erst in der Relation zwischen Menschen, die sich begegnen, sich in Handeln und Leiden, in Können und Nichtkönnen zueinander verhalten"[24] Plessner stellt in das Zentrum seines anthropologischen Denkens die Unergründbarkeit des Menschen. Er fordert als anthropologisches Prinzip, die Achtung der menschlichen Unergründlichkeit. Das Prädikat „homo absconditus", das ursprünglich Gott galt, spricht er dem Menschen zu. Bei aller Entzauberung der Moderne bleibt der Mensch ein verborgenes Wesen. Die menschliche Existenz behält immer einen Rätselcharakter.[25]

---

[20] Eberhard Schockenhoff, Ethik des Lebens. Grundlagen und neue Herausforderungen, Freiburg i.Br. 2009, 537.
[21] Vgl. Martin W. Schnell, Autonomie im Zeichen einer zweiten kopernikanischen Wende – eine Skizze der Position Paul Ricoeurs, in: Franz Josef Illhardt (Hg.), Die Ausgeblendete Seite der Autonomie, Kritik eines bioethischen Prinzips, Berlin 2008, 153-162, 156.
[22] Vgl. ebd., 158.
[23] Vgl. ausführlich dazu: Paul Ricoeur, Das Selbst als ein Anderer, München 1996.
[24] Annette Hilt, Der verborgene Mensch – Helmuth Plessners ethische Skizzen, in: Franz Josef Illhardt (Hg.), Die ausgeblendete Seite der Autonomie. Kritik eines bioethischen Prinzips, 125-138, 135.
[25] Vgl. ebd., 135-137.

5. Von Gott geschenkte Autonomie

An diese eben angeführten Gedanken zu einer Autonomie in Bezogenheit kann eine theologische Anthropologie gut anschließen. In christlicher Vorstellung wird der Mensch ebenfalls als ein Beziehungswesen gedacht. Als Geschöpf Gottes, das von Gott nach seinem Bild geschaffen wurde, hat er eine besondere Gottesbeziehung. Als Gottes Geschöpf wird dem Menschen auch Autonomie zugesprochen. Der Mensch ist ein freies Wesen, das über sich selbst entscheiden kann. Die Sündenfallgeschichte beschreibt die Ambivalenz der Autonomie. Der Mensch widersetzt sich Gottes Geboten und macht dadurch Gebrauch von seiner Freiheit. Er setzt dadurch seine ursprüngliche Gottesbeziehung aufs Spiel. „Es ist die Versuchung eine Autonomie zu leben, die ihre Ursprungsbeziehungen nicht mehr im Handeln realisieren will, sondern sich selbst so in den Ursprung zurück versetzen möchte, dass die Freiheit absolut autonom, losgelöste Freiheit wird."[26] Diese von der Gottesbeziehung losgelöste Autonomie wird dem Menschen zum Problem, schneidet sie ihn doch von seinem Lebensgrund, von seiner Sinnquelle ab. So wird der Tod zum beängstigten Faktum. „Dem absolut autonomen Menschen muss der Tod als Ärgernis und Bedrohung, als Einschränkung seiner Autonomie erscheinen."[27] Genau das ist das Lebensgefühl vieler moderner Menschen. Selbst der Tod, der nun einmal nicht zu vermeiden ist, muss autonom sein und selbst gestaltet und geplant sein. Diese Haltung kann gerade eine theologische Deutung entkräften. Als Geschöpfe Gottes, können wir ihm unserer Leben anvertrauen, als Geschöpfe Gottes sind wir als soziale Wesen geschaffen, wir haben als Gottes Ebenbilder Verantwortung für die Schöpfung, für unsere Mitmenschen und für die Gesellschaft.[28]

Denkt man aus dieser Perspektive über Sterben und Tod nach, kann das Sterben ebenfalls als sozialer Prozess gesehen werden. Sterben geschieht in Beziehung zu anderen Menschen, die durch das Sterben abgebrochen wird; die auch die Möglichkeit haben sollen, sich zu verabschieden, Sterben geschieht für den religiösen Menschen auch im Kontext seiner Gottesbeziehung, seiner Geschöpflichkeit. Es ist somit auch ein spiritueller Prozess in den Händen Gottes. Diese Dimension wird auch in der christlichen Patientenverfügung deutlich.

---

[26] Erwin Dirscherl, Grundriss theologischer Anthropologie. Die Entschiedenheit des Menschenangesichts des Anderen, Regensburg 2006, 171.
[27] Ebd., 171.
[28] Vgl. ebd., 115.

6. Die christliche Patientenverfügung

Die Deutsche Bischofskonferenz (DBK) und der Rat der Evangelischen Kirche in Deutschland (EKD) haben sich ausführlich mit dem Thema Selbstbestimmung am Lebensende beschäftigt. Ergebnis ist die christliche Patientenvorsorge durch Vorsorgevollmacht, Betreuungsverfügung, Behandlungswünsche und Patientenverfügung.[29] Darin argumentieren die Kirchen folgendermaßen: „Das Leben ist von Gott gegeben. Er befähigt uns dazu, es in allen seinen Phasen verantwortlich zu gestalten. Dazu gehört, sowohl für das tätige Leben als auch für das Sterben Vorsorge zu treffen. [...] Wir können über unser eigenes Leben nicht grenzenlos verfügen. Genauso wenig haben wir das Recht, über den Wert eines anderen menschlichen Lebens zu entscheiden. Jeder Mensch hat seine Würde, seinen Wert und sein Lebensrecht von Gott her. Er ist darum ungleich mehr, als er von sich selbst weiß. Kein Mensch kann genau wissen, was er für andere bedeutet. Im Glauben an den Gott des Lebens wissen wir, dass jeder Mensch mit seinem Leben – wie immer es beschaffen ist – unentbehrlich und wertvoll ist."[30]

Grundlage der Vorsorgeverfügung ist das Recht auf Selbstbestimmung, d.h. der Wille des Patienten. Die Kirchen schließen aber eine kritische Reflexion der Selbstbestimmung an, die Selbstbestimmung des Patienten und Fürsorge für den Patienten in eine Balance zu bringen versucht. „Selbstbestimmung kann jedoch nicht gedacht werden, ohne die Abhängigkeit von der eigenen Leiblichkeit, von der Fürsorge anderer Menschen und von Gottes Wirken zu erkennen und zu bejahen. Selbstbestimmung darf nicht als völlige Unabhängigkeit missverstanden werden. Sie gewinnt nur in sozialen Kontexten Gestalt, d.h. der Mensch ist und bleibt eingebunden in die mitmenschliche Gemeinschaft und ist auf sie angewiesen."[31] Hier ist die Vorstellung einer Autonomie in Bezogenheit sehr gut formuliert und wird jeder christlichen Patientenvorsorge grundgelegt. Selbstbestimmung ist also auf Fürsorge angewiesen. Rechtverstandene Fürsorge achtet auch die Selbstbestimmung des Patienten. Des Weiteren schließt die christliche Patientenvorsorge aufgrund ihrer theologischen und ethischen Grundlagen Tötung auf Verlangen aus.

---

[29] Handreichung und Formular, Hannover, Bonn, Frankfurt am Main 2010.
[30] Ebd., 11.
[31] Ebd., 12.

7. Fazit

Sterben ist nicht nur ein individuelles Faktum, sondern geschieht in einem sozialen Kontext, der menschenwürdig gestaltet werden muss. Sterben gehört zum Lebensprozess dazu. Gerade in der hochindividualisierten und von einer einseitigen Autonomievorstellung geprägten Gesellschaft tut es Not, die soziale Komponente des Sterbeprozesses neu in den Fokus zu rücken. Autonomiekonzepte, die völlige Unabhängigkeit und Autarkie preisen, sind zu überdenken, da sie wichtige anthropologische Grundkonstanten, wie die Beziehungshaftigkeit und soziale Verwobenheit des Menschen vernachlässigen und in Krisensituationen, wie z.b. der Bewältigung von Tod und Sterben, sowohl des eigenen als auch von nahe stehenden Personen, nicht greifen.

Theologische Sozialethik kann aufgrund ihrer Vorstellung des Menschen als Wesen mit Sozial- und Transzendenzbezug wesentlich zu einer fundierten Reflexion beitragen! Der christliche Glaube bietet ein Sinnangebot, er ist ein Hoffnungspotenzial, er bietet Bewältigungsrituale.

Nicht nur Leben, sondern auch Sterben geschieht in Gottes Angesicht. Wir können uns in Gottes Hand geborgen wissen. Das heißt nicht, dass nicht gegen Schmerz und Leid anzukämpfen ist und auch nicht, dass nicht alles zur Erleichterung des Sterbeprozesses getan werden soll. Auch nach christlicher Überzeugung ist alles zu tun, was schmerzlindernd wirkt, selbst wenn dadurch eine Lebensverkürzung nicht auszuschließen ist.

Idealerweise sollte man vor dem Sterben keine zu große Angst haben, sondern sich geborgen wissen in einem sozialen Netzwerk, das dann verantwortlich agieren kann. Das ist das Ziel einer Patientenvorsorge. Gewisse Prozesse im Leben entziehen sich einer Autonomie, die nur vom Individuum her gedacht ist, eine relationale Autonomie erlaubt auch Fürsorge und Abhängigkeit!

Sterben ist nicht machbar oder planbar, Sterben ereignet sich! Es geschieht!

Savio Vaz

Medizinethik am Lebensende
Zwischen einem Ethos der Fürsorge und einer Ethik der Autonomie

Die moderne Medizin duldet kein Schicksal. Sie verspricht dem Menschen, Selbstgestalter seines Schicksals und zum Schöpfer seiner Selbst zu werden.[1] Wenn es um den ganz persönlichen Weg zum Tod geht, wollen manche sich von niemandem hinein reden lassen. Das höchste Freiheitsprinzip, die Autonomie des Einzelnen, ist im Selbstbewusstsein tief verankert. Die Einstellung zum Tod hat sich in den letzten Jahrzehnten bei vielen Menschen in gewisser Hinsicht verändert. Das hängt eng mit einer ambivalenten Haltung gegenüber den Möglichkeiten der Intensivmedizin, mit dem Ansteigen der Lebenserwartung und der gestiegenen Zahl der Pflegefälle zusammen. Es ist aber auch denkbar, dass die veränderte Einstellung zumindest teilweise durch den Verlust einer tieferen Lebenssicht beeinflusst ist. Heute überwiegt bei vielen die Angst vor einem qualvollen, lange andauernden Sterben, vor unerträglichen Schmerzen oder die Skepsis gegenüber der Sinnhaftigkeit einer Hochleistungsmedizin,[2] die einer Lebensverlängerung um jeden Preis dient. Sowohl der medizinische Fortschritt als auch seine Vertreter gelten als Bedrohung. Gegen die Apparatemedizin existieren viele Ressentiments, die auf der Überzeugung basieren, dass Menschen nicht zum Objekt herabgewürdigt und Maschinen und ärztlicher Fremdbestimmung untergeordnet werden dürfen.[3] Viele Menschen haben keine Angst vor den Tod, sondern vor der Unsicherheit, die mit dem Tod verbunden ist. Angesichts der Behandlungschancen und -möglichkeiten kommt der Achtung der Patientenautonomie eine herausragende Bedeutung in der Medizinethik zu.[4] Ist nun die Verlängerung des Lebens, die der Fortschritt

---

[1] Vgl. Giovanni Maio, Medizin in einer Gesellschaft, die kein Schicksal duldet. Eine Kritik des Machbarkeitsdenkens der modernen Medizin, in: Zeitschrift für medizinische Ethik (ZfmE), 57 (2011) 79-98.

[2] Vgl. Eberhard Schockenhoff, Ethik des Lebens. Grundlagen und neue Herausforderungen, Freiburg-Br., 2009, 381.

[3] Vgl. Reiner Anselm, Jenseits von Laienmedizin und hippokratischem Paternalismus. Theologisch-ethische Überlegungen zum Problem der Selbstbestimmung in der Medizin, in: (ZfmE), 45 (1999) 91f.

[4] Vgl. Georg Marckmann, Selbstbestimmung bei entscheidungsunfähigen Patienten aus medizinischer Sicht, in: Breitsameter, Christof (Hrsg.), Autonomie und Stellvertretung in der Medizin. Entscheidungsfindung bei nichteinwilligungsfähigen Patienten, Stuttgart 2011, 18f.

der Intensivmedizin ermöglicht, unter allen Umständen positiv zu bewerten? Der Tod geschieht nicht mehr einfach so. Er verlangt Entscheidungen, deren ethische Tragweite Probleme aufwirft. Viele wünschen sich den Freitod, wenn sie zum Pflegefall werden. „Wenn ich ein Pflegefall werde, bringe ich mich um."[5] Die Defizite in den Bereichen: palliative Versorgung, psycho-soziale Begleitung und individuelle Ansprache Schwerstkranker in Krankenhäusern werden als Argumente für eine Legalisierung der aktiven Euthanasie aufgeführt.[6] Während es früher in der ethischen Reflexion von Moral mehr um tugendhaftes Handeln bzw. um Tugendhaltungen ging, stehen heute die Begründungen für ein selbstbestimmtes Handeln im Vordergrund.[7] Seit Jahrzehnten gehört deshalb die Diskussion über ein „menschenwürdiges Sterben" zu den zentralen Themen ethischer Diskurse. Diese Thematik wird nicht nur in Fachkreisen intensiv geführt, sondern auch in den Bereichen der Öffentlichkeit, Kirche und Gesetzgebung. Um die Autonomie des Patienten rechtlich abzusichern, forderte die Rechtsprechung eine möglichst lückenlose Aufklärung über Chancen und Risiken der Behandlung. Zwei rechtliche Begriffe „Patientenautonomie" und „Vormundschaftsgericht"[8] wurden eingeführt, um „eine stärkere Achtung und bessere Durchsetzungsmöglichkeit der Selbstbestimmungsrechte der Menschen zu erreichen."[9] Das Bundesbetreuungsgesetz zielt darauf ab, jedem so weit wie möglich ein selbstbestimmtes Leben bis zum Schluss zu ermöglichen.

1. Die Würde des Menschen am Lebensende

Die Prozesse des Alterns, der schweren Erkrankung und der Sterbephase sind geprägt von Abhängigkeit, Autonomieverlust, Pflegebedürftigkeit, Depressivität und Unsicherheit. Die Versuchungen und Angebote, diesem Leben nach Möglichkeit zu entfliehen, sind groß.[10]

---

[5] Der Spiegel, 6 (2014) 31.
[6] Vgl. Franz-Josef Bormann, Ein natürlicher Tod – was ist das? Ethische Überlegungen zur aktiven Sterbehilfe, in: (ZfmE), 48 (2002) 36f.
[7] Vgl. Christof Breitsameter (Hrsg.), Autonomie und Stellvertretung in der Medizin. Entscheidungsfindung bei nichteinwilligungsfähigen Patienten, Stuttgart 2011, 8.
[8] Vgl. Das deutsche Betreuungsrecht-Betreuungsgesetz §§ 1896-1908.
[9] Albert-Peter Rethmann und Ruth M. Rottbeck, Eingeschränkte Freiheit. Die Bedeutung der Autonomie der Person im Rahmen des gesetzlichen Betreuungsverfahrens, in: (ZfmE), 48 (2002) 60.
[10] Vgl. Elke Baezner und Simone Scheps, Selbstbestimmtes und würdiges Sterben, in: Frieß, Michael (Hrsg.), Wie Sterben? Zur Selbstbestimmung am Lebensende – Eine Debatte, München 2012, 93ff.

Es hat sich eine breit gefächerte Debatte um die Formen der Sterbehilfe als eine schnelle Lösung zur Beendigung eines „unerträglichen Lebens" etabliert.[11] Zur Würde des Lebens gehört nach Auffassung der Befürworter auch der Freitod – in Würde zu Sterben (death by choice). „Je nach Glauben, Weltanschauung und kulturellem Hintergrund betrachten wir die Tatsache des Sterbens als Ausdruck des Willens einer höheren Macht, als biologischen Abschluss eines Lebensprozesses, als Erfüllung des Evolutionsverlaufs oder einfach als Schicksalsschlag. Sobald wir jedoch in diesen naturgegebenen Prozess mit unserer Entscheidung eingreifen und uns dabei auf unser Selbstbestimmungsrecht berufen, ein historisch gewachsenes Menschenrecht, verwenden wir den Begriff des selbstbestimmten Sterbens."[12] Es wird ein moralisches Recht darauf beansprucht, über sein eigenes Leben verfügen zu können.[13] Selbstbestimmtes Sterben scheint eine gewisse Humanisierung des Todes zu schaffen, indem die blinden Zwänge der natürlichen Prozesse durch eine technisch assistierte aktive Lebensbeendigung ersetzt werden. Viele wollen eine Lockerung des Tötungsverbotes[14] am Ende des menschlichen Lebens herbeiführen, weil sie in der Sterbehilfe[15] den Inbegriff der selbstbestimmten Eigenverantwortung sehen.[16] Aber kann der Rekurs auf die Selbstbestimmung alle Probleme einer moralischen und juristischen Kultur des Sterbens lösen? Wie weit reicht das Recht auf Selbstbestimmung am Lebensende? Generell erschwert der wachsende gesellschaftliche Pluralismus, der einen Pluralismus von Moral und Ethik nach sich zieht, eine medizinethische oder auch politische und juristische Konsenssuche erheblich. Einigkeit herrscht jedoch in unserer pluralen und heterogenen Gesellschaft darüber, dass dem Grundrecht auf

---

[11] Vgl. Michael Frieß, Aspekte der Sterbehilfedebatte – Eine Einführung, in: Ders., (Hrsg.) Wie Sterben? Zur Selbstbestimmung am Lebensende – Eine Debatte, München 2012, 18ff.

[12] Markus Reutlinger, Selbstbestimmt Sterben? Erfahrungen eines Freitodbegleiters, Frieß, Michael (Hrsg.), Wie Sterben? Zur Selbstbestimmung am Lebensende – Eine Debatte, München 2012, 45.

[13] Vgl. Markus Zimmermann-Acklin, Dem Sterben zuvorkommen? Ethische Überlegungen zur Beihilfe zum Suizid, in: (ZfmE) 55 (2009) 223.

[14] Vgl. Werner Wolbert, Du sollst nicht töten. Systematische Überlegungen zum Tötungsverbot, Freiburg-Br., 2000. Der Autor beschäftigt sich mit der Geltung des Tötungsverbotes heute, besonders die Probleme von Abtreibung und Euthanasie.

[15] Das Recht von Tötung auf Verlangen oder Selbsttötung.

[16] Vgl. Stephan Ernst und Thomas Brandecker, Beihilfe zum Suizid. Anfragen aus theologisch-ethischer Sicht, in: (ZfmE), 55 (2009) 272-276; Josef Römelt, Autonomie und Sterben. Reicht eine Ethik der Selbstbestimmung zur Humanisierung des Todes?, in: (ZfmE), 48 (2002) 4f.

Selbstbestimmung und dem Prinzip der Autonomie der höchste Stellenwert zugesprochen werden muss.[17] Die Frage nach der Selbstbestimmung des Patienten bildet den Kern der gegenwärtigen Debatte in der medizinischen Ethik. Das Recht auf Autonomie besagt, dass jeder Mensch für sich im Letzten entscheidet, was er für gut erachtet und was er möchte. Den Hauptbestandteil dieses Rechts stellt das Recht auf „informierte Zustimmung" (informed consent) oder das Modell des „shared decision-making" dar.[18] Jeder ärztliche Eingriff ohne die Zustimmung des Patienten wird zur strafrechtlichen Körperverletzung. Selbst wenn es beispielweise um das Anlegen einer PEG-Sonde geht, muss der Patientenwille berücksichtigt werden.[19]

Der medizinische Entscheidungsprozess orientiert sich heute, soweit wie möglich, an der Selbstbestimmung des Patienten. Die ethische Debatte kreist um eine asymmetrische oder einseitige Verteilung der Rechte des Kranken und der Pflichten des Arztes. Die althergebrachte Ethik der Tugenden wird in der Diskussion oft außer Acht gelassen.[20] Das klassische Modell der Beziehung zwischen Arzt und Patient war dadurch gekennzeichnet, dass der Arzt aufgrund seiner fachlichen Qualifikation und Kompetenzasymmetrie befugt war, allein für den Patienten zu entscheiden. Dem Patienten war dagegen eine passive Rolle zugeteilt. Der Arzt hatte sogar den Patienten zu schützen, indem er ihm Informationen vorenthielt, die ihn beunruhigen oder psychisch belasten würden.[21] Das alte paternalistische Modell betonte die ärztliche Fürsorgepflicht. Der Arzt entscheidet hiernach für den Patienten, welche Therapie dem Wohl des Patienten am besten dient. Paternalismus ist eine mögliche Implikation des klassischen ärztlichen Fürsorge-Ethos: „Primum non nocere."[22] Im Paternalismus ist die

---

[17] Vgl. Adrian Holderegger (Hrsg.), Das medizinisch assistierte Sterben. Zur Sterbehilfe aus medizinscher, ethischer, juristischer und theologischer Sicht, Freiburg-Wien 2000, Vorwort, 14.

[18] Dazu gehören auch das Recht auf Selbstbestimmung in Bezug auf das Eigenwohl, das Recht auf Wahl zwischen möglichen Alternativen und das Recht auf größtmöglichen Handlungsspielraum. Vgl. Monika Bobbert, Patientenautonomie und Pflege, in: ZfmE, 45 (1999) 122ff.

[19] Vgl. Albert-Peter Rethmann und Ruth M. Rottbeck, Eingeschränkte Freiheit, 67f.

[20] Vgl. Dietrich von Engelhardt, Ethos und Ethik des Kranken in Vergangenheit und Gegenwart-Rechte, Pflichte, Tugenden, in: (ZfmE), 49 (2003) 3-19.

[21] Vgl. Christof Breitsameter, Autonomie und Fürsorge – zwei gegensätzliche Prinzipien?, in: Ders. (Hrsg.), Autonomie und Stellvertretung in der Medizin, Stuttgart 2011, 60f.

[22] Vgl. Bettina Schöne-Seifert, Medizinethik, in: Nida-Rümelin, Julian (Hrsg.), Angewandte Ethik. Die Bereichsethiken und ihre theoretische Fundierung, Stuttgart 2005, 712.

Beziehung zwischen Arzt und Patient asymmetrisch gestaltet, die Fürsorge der Autonomie des Patienten deutlich stärker gewichtet. Dennoch lässt der Grundsatz des Lebensschutzes eine Bevormundung und Entmündigung von Patienten nicht zu. Der erfolgreichste Ansatz für Handlungsregeln innerhalb der Medizin- und Bioethik ist der Prinzipien-basierte Ansatz von Tom Beauchamp und James Childress. In ihrer Monographie „Principles of Biomedical Ethics" vertreten sie vier grundlegende Rechtfertigungsprinzipien, die auf das medizinische Handlungsfeld angewandt werden können. (a) Die Autonomie der Patienten: Sie sollte respektiert werden. (b) Schadensvermeidung: Ärzten ist es verboten, den Patienten Schaden zuzufügen, „Primum nil nocere" (c) Fürsorge: Aktives Handeln für das Wohlergehen der Patienten ist verpflichtend, „salus aegroti suprema lex", (d) Gerechtigkeit: Gleichheit und Fairness – gleiche Fälle sollen gleich behandelt werden.[23] Patientenautonomie und Selbstbestimmungsrecht soll sich am objektiven Wohl des Patienten orientieren. Das Recht auf Leben ist ein unveräußerliches Menschenrecht.[24] Die Diskussion über menschenwürdiges Sterben setzt unausweichlich die Anerkennung der Autonomie des Menschen voraus. Menschenwürde und Autonomie sind in der Diskussion über die Grenzen der Selbstbestimmung am Lebensende zu Schlüsselbegriffen geworden. Das Recht auf Selbstbestimmung gehört in der theologischen Ethik auch zur Menschenwürde. Trotz der akzeptierten Abhängigkeit des Kranken in der Arzt-Patient-Beziehung soll der Arzt die Selbstbestimmung des Patienten stärken und ihn nicht in die Entmündigung führen. Es geht ganz prinzipiell darum, das Selbstbestimmungsrecht von Schwerkranken und Sterbenden zu stärken.[25] Auch Kant hat den Begriff „Autonomie" in seiner „Grundlegung zur Metaphysik der Sitten" dem Begriff der Heteronomie gegenübergestellt. In seinem Streben nach Glück sei der Mensch nicht heteronom, dem Schicksal willenlos unterworfen, sondern autonom – selbstbestimmt. Der menschliche Wille ist in der Lage, sich ein Gesetz zu schaffen und wird selbst zum Gesetzgeber, indem er als vernünftiger Wille die Quelle moralischer Selbstgesetzgebung ist.[26] Für Kant macht diese

---

[23] Vgl. Tom L. Beauchamp, The "Four Principles" Approach to Health Care Ethics, in: Ashcroft, Richard E. u.a. (Ed.), Principles of Heath Care ethics, West Sussex 2009, 3-6; Bettina Schöne-Seifert, Medizinethik, 701.
[24] Vgl. Art. 2 Abs. 2 GG: Körper und Gesundheit vor fremden Eingriffen geschützt und der Europäischen Menschenrechtskonvention (EMRK).
[25] Vgl. Ulrich H. J. Körtner, Therapieverzicht am Lebensende? Ethische Fragen des medizinisch assistierten Sterbens, in: (ZfmE), 48 (2002) 18f.
[26] Vgl. Albert-Peter Rethmann und Ruth M. Rottbeck, Eingeschränkte Freiheit, 57.

Fähigkeit der Selbstgesetzgebung die Würde des Menschen aus.[27] Autonomie bedeutet hier, dass die Vernunft keine Fremdbestimmung zulässt, sondern sich den Gesetzen unterstellt, die sie sich selbst auferlegt. Allerdings schließt dieses Verständnis Autarkie und Willkür dezidiert aus. Der Begriff „Autonomie" meint zunächst Freiheit im Sinne von Unabhängigkeit, Selbstgesetzlichkeit und Selbstzwecklichkeit. In diesen verschiedenen Bedeutungen der Autonomie expliziert Kant den Menschen als Vernunftwesen. Die Autonomie des Menschen beruht auf der praktischen Vernunft. Menschenwürde und Autonomie hängen aufs Engste miteinander zusammen und darüber besteht in der ethischen und juristischen Diskussion kein Zweifel. Allerdings ist die Frage strittig, ob Autonomie den inneren Kern der Menschenwürde ausmacht und ob diese beiden Begriffe synonym sind. Dann würde der Verlust der Autonomie den Verlust der Menschenwürde bedeuten und es wäre keine Frage mehr, ob unter welchen Umständen das Leben eines Menschen am Lebensende beendet werden darf.

In der Auseinandersetzung um das selbstbestimmte Sterben wird mit einem sehr verengten Autonomiebegriff argumentiert. Es wird Autonomie mit Selbstbestimmung gleichgesetzt. Wenn wir von der autonomen Willensäußerung eines Patienten sprechen, dann meinen wir oft die Urteilsfähigkeit bezüglich einer Behandlung oder ihrer Ablehnung und die Fähigkeit seinen Willen dazu auszudrücken.[28] Hier lauert die Gefahr einer Moral zweier Klassen: Achtung der Autonomie für autonome Personen und Fürsorge für nicht-autonome Personen.[29] Diese Auffassung der Autonomie unterscheidet sich von der Kants. Die Kant'sche Auffassung der Autonomie richtet die normative Verpflichtung an den Träger der Autonomie. Das wird in der Medizinethik so nicht vertreten. Denn primärer Adressat der moralischen Verpflichtung ist nicht der Patient, sondern sein Umfeld, etwa das Behandlungsteam.[30] Die philosophischen Aspekte des Autonomiepostulates sind mit der christlichen Ethik vereinbar und bereiten

---

[27] Vgl. Immanuel Kant, Grundlegung der Metaphysik der Sitten, AA 435.
[28] Vgl. Ulrich H. J. Körtner, Recht auf Leben- Recht auf Sterben. Autonomie am Lebensende und ihre Grenzen, in: Fries, Michael (Hrsg.) Wie Sterben? Zur Selbstbestimmung am Lebensende – Eine Debatte, München 2012, 120f.
[29] Vgl. Theda Rehbock, Autonomie-Fürsorge-Paternalismus. Zur Kritik (medizin)-ethischer Grundbegriffe, in: Zeitschrift Ethik in der Medizin, 14 (2002) 137.
[30] Vgl. Sabine Salloch, Patientenautonomie und Indikation – Über den normativen Gehalt zweier medizinscher Grundbegriffe, in: Breitsameter, Christof (Hrsg.) Autonomie und Stellvertretung in der Medizin. Entscheidungsfindung bei nichteinwilligungsfähigen Patienten, Stuttgart 2011, 101f.

keine Schwierigkeiten. Da der Mensch nach christlichem Verständnis ein Geschöpf Gottes ist, ist er als sein Ebenbild in seiner Person einmalig und unverwechselbar. Dies wirft die Frage auf: Welcher Stellenwert bleibt der Patientenautonomie angesichts ärztlicher Fürsorge am Lebensende?

2. Fürsorgepflicht und Autonomie in Grenzsituationen

Das Rechtsgut „Leben" soll einen höheren Schutz haben als das Rechtsgut „Selbstbestimmung". Aktive Sterbehilfe gilt immer noch als verboten. Auch in den Niederlanden darf kein Mensch auf dessen Wunsch getötet werden. Aber der Gesetzgeber gestattet hier eine umstrittene Ausnahmeregelung. Der Arzt steht dadurch oft vor schwierigen Entscheidungen. Er soll dem Patienten einerseits, solange dieser zurechnungsfähig ist, beratend und helfend zur Seite stehen und sein Leben erhalten, anderseits können und sollen die Ärzte von Berufs wegen Leid und Schmerzen bekämpfen und ihr Handeln nach dem Willen des Patienten ausrichten. Medizinische Eingriffe, die aus ärztlicher Sicht die Möglichkeit bieten, Leben zu verlängern, werden oftmals eher als Belastung empfunden.[31] Gehört es nicht zur Lebensqualität des Patienten am Ende seines Lebens, dass er ohne medizinische Technik, mit der andere versuchen, die Prozesse des Sterbens zu beherrschen, in Würde und Friede sterben kann? Wenn der Sterbeprozess bereits eingesetzt hat, ist es besser, der Natur ihren Lauf zu lassen und natürlich unter Beibehaltung einer Grundversorgung mit Luft, Flüssigkeit und schmerzstillenden Mitteln den Patienten im Sterben zu begleiten.[32]

Wenn der Patient es nicht mehr kann, wird der Arzt sich mit den nächsten Angehörigen besprechen, welche Therapien zu wählen und welche lebensverlängernden Maßnahmen zu ergreifen sind. In dieser schwierigen Situation lässt es der niederländische Gesetzgeber zu, dass Ärzte straffrei bleiben, wenn sie dem Wunsch des Patienten entsprechen und ihm zum Tod verhelfen.[33] Sie befinden sich in einem Dilemma, wenn sie zwei sich widersprechende Forderungen erfüllen wollen. Sie sollen das Rechtsgut „Leben" umfassend und uneingeschränkt schützen und sind gleichzeitig gefordert, den Wunsch nach Sterben gemäß der Selbstbestimmung des Kranken über den eigenen

---

[31] Vgl. Josef Römelt, Autonomie und Sterben, 5.
[32] Vgl. Johannes Gründel, Altwerden in Würde, 30.
[33] Erlass des „Gesetzes über die Kontrolle der Lebensbeendigung auf Verlangen und der Hilfe bei der Selbsttötung". Vgl. Ernst Ankermann, Sterben zulassen. Selbstbestimmung und ärztliche Hilfe am Ende des Lebens, München 2000, 155f.

Leib zu erfüllen.[34] Trotz der aktuell bestehenden und auch notwendigen Strafrechtsnormen zum Lebensschutz wird die Forderung erhoben, diesen strafrechtlichen Lebensschutz zu lockern und der Bitte eines schwerkranken Patienten um eine aktive Sterbehilfe zu entsprechen. Wo eine gesetzliche Lockerung des strafrechtlichen Verbotes gegen eine aktive Sterbehilfe nicht zu erreichen ist, wird versucht, der Bitte des Schwerkranken um Sterbehilfe durch das Angebot des Suizids nachzukommen. Denn der Suizidversuch, die Ausführung der Selbsttötung oder eine Beihilfe dazu steht in Europa, mit Ausnahme des Vatikans, nicht unter Strafe. So wird dem Recht auf Eigenentscheidung des Menschen ein weitaus höherer Stellenwert eingeräumt als dem Rechtsgut Leben. Aber kann „straffrei" mit ethischer Erlaubtheit gleichgesetzt werden?[35] In weiten Teilen der Bevölkerung empfindet das gesellschaftliche und familiäre Umfeld des Schwerkranken es offensichtlich als zeitgemäß, die Argumentation für eine aktive Sterbehilfe zu unterstützen und das Selbstbestimmungsrecht und Verfügungsrecht über den Tod als Ausdruck der Menschenwürde zu betrachten. Sind die Ideale der Individualisierung und Selbstverwirklichung auch bei der aktiven Herbeiführung des Todes gültig? Wo zeigen sich dann Solidarität und Mitmenschlichkeit? Für viele Menschen scheint in einer solchen Situation die todbringende Spritze die einzig mögliche Lösung zu sein, aus dieser Welt zu scheiden. „Wie menschlich ist eigentlich eine Gesellschaft, in der mehr und mehr Menschen nur noch im freien Verfügungsrecht über ihren Tod die Möglichkeit sehen, die Menschenwürde ihres Lebens und Sterbens zu wahren?"[36]

In unserer Gesellschaft wird immer wieder die Frage aufgeworfen, darf und muss die Medizin, wenn sie nicht in der Lage ist, zu heilen, dem Leiden durch Herbeiführen des Todes ein Ende setzen? Ist das Leiden am Lebensende etwas Menschenunwürdiges? Die Deutsche Gesellschaft für Humanes Sterben (DGHS) e. V. vertritt die Position, dass das unerträgliche Leiden am Lebensende nicht menschenwürdig ist und jeder Versuch, das Leben zu verlängern, Leidensverlängerung bedeutet. Sie plädiert dafür, dass der Arzt, „wenn er es mit seinem Gewissen vereinbaren kann, auch standesrechtlich die Möglichkeit haben [soll], ihm [dem Patienten] mit geeigneten Medikamenten zu einem sanften, schmerzfreien, schnellen und menschenwürdigen Tod

---

[34] Vgl. Michael Frieß, Aspekte der Sterbehilfedebatte, 8ff.
[35] Vgl. Johannes Gründel, Altwerden in Würde, in: Theologie der Gegenwart, 48 (2005) 30.
[36] Ulrich H. J. Körtner, Therapieverzicht am Lebensende?, 27.

zu verhelfen, an dem Ort und umgeben von den Menschen seiner Wahl. Legal, offen, jederzeit kontrollierbar, ohne den Beigeschmack des moralisch Verwerflichen."[37] Eine freie verantwortliche Entscheidung eines Menschen, der bei aussichtloser Krankheit und schwersten Leiden aus dem Leben zu scheiden versucht, sei ein Akt höchster Selbstbestimmung und moralisch nicht zu verurteilen.[38] Die Grundfrage, mit der wir in diesem Zusammenhang konfrontiert werden, lautet: Darf ein Mensch über die Dauer seines eigenen Lebens bestimmen oder über sein Leben verfügen. Sind „Autonomie" und „Selbstbestimmung" die Faktoren, die über das Schicksal des Menschen am Lebensende entscheiden? Die Einführung des Autonomieprinzips in der modernen Medizinethik setzt eine Zäsur. Der herkömmliche Paternalismus wird pauschal als eine Form der Fürsorge gebrandmarkt, die sich ohne jegliche Rücksicht auf den Willen des Patienten um sein Wohl sorgt. Durch die hohe Wertschätzung der Autonomie des Patienten hat er sich erübrigt.

3. Das altertümliche Ärzteethos und die Bedeutung der Patienten-Autonomie

Das ärztliche Ethos war von seinem Ursprung her ein Ethos der Fürsorge. Im traditionellen ärztlichen Standesethos wurde der Wille des Patienten nicht eigens thematisiert. Statt des Willens stand die Gesundheit des Patienten und deren Wiederherstellung im Mittelpunkt. Der Arzt sollte sich allein an der Heilung des Patienten orientieren. Terminologisch: Nicht die „voluntas", sondern das „salus aegroti" als „suprema lex" war entscheidend. Dieses Denkmodell beruht auf einer Fürsorgepflicht des Arztes mit dem Ziel, die Autonomie des Patienten wiederherstellen zu können.[39] Auch wenn die freie Selbstbestimmung des Patienten und sein Einverständnis zu medizinischen Maßnahmen als Grundpfeiler der medizinischen Ethik angesehen wird, ist es nicht das einzige, was Unbehagen bei Patienten an ihrem Lebensende auslöst und sie emotional unruhig macht. Jede gute Arzt-Patienten-Beziehung ist eine unabdingbare Voraussetzung für eine erfolgreiche Therapie und eine Garantie gegen eine Entmündigung des Patienten. In diesem Sinne ist Patientenautonomie ein auf Menschenwürde achtendes Prinzip. Aber die Gefahr besteht darin, dass ein abstrakter Autonomiebegriff die besondere Hilfs- und Schutzbe-

---

[37] Elke Baezner und Simone Scheps, Selbstbestimmtes und würdiges Sterben, 95.
[38] Vgl. ebd., 96f.
[39] Vgl. Reiner Anselm, Jenseits von Laienmedizin und hippokratischem Paternalismus, 94f.

dürftigkeit von Schwerkranken und Sterbenden nicht wahrnimmt.[40] Autonomie oder die Patientenautonomie bliebe nur eine Fiktion, wenn sie von der Familie und Angehörigen nicht getragen würde. Bei der Frage nach dem medizinischen Handeln geht es nicht nur um dessen Grenzen, sondern auch um den Sinn des Handelns. Viele Menschen am Ende ihres Lebens wünschen sich nicht unbedingt die Leistungen einer modernen „Apparatemedizin", sondern eine menschliche Zuwendung und Solidarität von den Familienangehörigen und Pflegenden. Niemand erwartet, dass zur Erhaltung des Lebens alle erdenklichen Maßnahmen angewendet werden.[41] Die deutsche Juristin Margot von Renesse hat auf dieses Bedürfnis hingewiesen. „Patientenautonomie ist die goldene Kehrseite einer Medaille, deren Nachtseite die Angst ist, dass niemand „seines Bruders Hüter" sein will. Die Fiktion einer Autonomie bis zuletzt kann aber wenig daran ändern, dass ein nicht mehr einwilligungsfähiger Patient, ob er etwas geschrieben hat oder nicht, der verantwortlichen Entscheidung Dritter anheim gegeben ist. Hier hilft nur die Stärkung von Verantwortung, Zuwendung und Solidarität."[42] In diesem Zusammenhang unterscheidet sich Autonomie im Kant'schen Sinne von einem biblisch begründeten theologischen Verständnis. Die biblische Auffassung des Menschen als Ebenbild Gottes reduziert den Menschen nicht auf seine Moralfähigkeit. Problematisch erscheint hier auch Kants eigene Bindung der Menschenwürde an die Autonomie. Allen Menschen, auch wenn sie im Wachkoma liegen oder aufgrund einer unheilbaren Krankheit nur noch dahinvegetieren, gebührt ebenso wie ungeborenen Kindern der „Personenstatus", weil Gott über den Wert ihres Lebens bestimmt und Menschen auffordert, mit ihnen in einer von Liebe geprägten Beziehung zu leben.[43]

Das Streben nach autonomer Selbstverwirklichung und persönlichem Glück sieht der moderne Mensch ohne eine religiöse Bindung nur in diesem Leben ohne Hoffnung auf ein „ewiges Leben." Jeder kann der Schmied seines Glücks sein. So wird der Begriff „Menschenwürde" nahezu nur noch mit dem Begriff „Autonomie" gleichgesetzt und inhaltlich auf eine empirische Entscheidungs- und Handlungsautonomie reduziert. Als Folge gewinnt in der medizinischen Ethik und der Rechtsprechung das Selbstbestimmungsrecht des Patienten immer

---

[40] Vgl. Ulrich Körtner, Recht auf Leben, 123.
[41] Vgl. Eberhard Schockenhoff, Ethik des Lebens, 381f.
[42] Margot von Renesse, Die Patientenverfügung- „Autonomie bis zuletzt?", in: Zeitschrift für evangelische Ethik, 49, 2005,
[43] Vgl. Ulrich Körtner, Recht auf Leben, 124.

mehr die Oberhand und wird zum Maßstab des medizinischen Handelns.[44] Es stellt sich jedoch die Frage, ob die viel beschworene Autonomie des Patienten einen Autonomismus oder subjektive Willkür bedeutet.

Der Ansatz der autonomen Selbstbestimmung des Menschen bei der medizinischen Behandlung stößt darüber hinaus auf Schwierigkeiten mit Blick sowohl auf Menschen, die einmal fähig waren, ihre Entscheidung klar auszudrücken und jetzt nicht mehr in der Lage dazu sind als auch auf Menschen, die zu einer autonomen Selbstbestimmung und Lebensführung nie in der Lage waren. Die Fähigkeit zur Autonomieausübung ist entscheidungsunfähigen und einwilligungsunfähigen Patienten nicht gegeben, so dass sie durch einen Stellvertreter wahrgenommen muss.[45] Der Wertschätzung der autonom handelnden Person muss widersprochen werden, weil dieser Begriff Menschen klassifiziert und deshalb ungerecht ist. In der philosophischen Anthropologie ist der Mensch nicht autonom, sondern er wird anthropologisch „homo absconditus" bezeichnet. Er ist nur mittels seiner Attribute feststellbar und bleibt deshalb wesenhaft unbekannt.[46]

4. Theologische Anthropologie des Lebens und Sterbens

In seiner „Nikomachischen Ethik" hat Aristoteles eindeutig den Selbstmord und damit indirekt ärztliche Beihilfe ausgeschlossen: „Zu sterben, um der Armut oder einer Liebe oder irgendeinem Schmerze zu entgehen, zeigt nicht Tapferkeit, sondern eher Feigheit."[47] Platon und Aristoteles waren unterschiedlicher Meinung über Selbstmord und Sterbehilfe. Das im Corpus Hippocraticum verankerte Verbot jeder ärztlichen Beihilfe bei Suizid bleibt im antiken Griechenland eine Ausnahme.[48] In der frühen römischen Kaiserzeit war die Würde

---

[44] Vgl. Debi Roy, Ulrich Eibach, Bernhard Röhrich, Jeanne Nicklas-Faust und Klaus Schaefer, Wie denken eigentlich Patienten über Patientenverfügung? Ergebnisse einer prospektiven Studie, in: (ZfmE), 48 (2002) 81.
[45] Vgl. Christof Breitsameter (Hrsg.), Autonomie und Stellvertretung in der Medizin.
[46] Vgl. F. J. Illhardt, Autonomie aus der Perspektive der Demenz. Plädoyer für die Verborgenheit des Menschen, in: Theologie der Gegenwart, 49 (2006) 33f.
[47] Aristoteles, Nikomachische Ethik, 1116a.
[48] Vgl. Klaus Bergdolt, Ärzte, Literaten, Philosophen. Selbstmord und assistierter Suizid in der frühen römischen Kaiserzeit, in: (ZfmE), 55 (2009) 290-298; Jean-Pierre Wils, Anmerkungen zur Geschichte des Sterbens, in: Holderegger, Adrian (Hrsg.), Das medizinisch assistierte Sterben. Zur Sterbehilfe aus medizinischer, ethischer, juristischer und theologischer Sicht, Freiburg-Br., 2000, 23-26. Vor allem mit Seneca verbindet man die stoische Selbsttötungspraxis – nicht nur bei unheilbaren Kranken, sondern auch bei einer heilbaren Krankheit.

des Menschen oder die ethische Bewertung der Selbsttötung umstritten. Die klassische theologische Basis für die Bewertung des menschlichen Lebens ist die Grundauffassung von der Unverfügbarkeit menschlichen Lebens und die Heiligkeit des Lebens. Mit der Ausbreitung des Christentums und seinen ethischen Ansichten begann die Verwerfung der Selbsttötungspraxis. Der Kirchenvater Clemens von Alexandrien lehnte die Selbsttötung kategorisch ab.[49] Im Gegensatz zu den stoischen Prinzipien sahen die christlichen Autoren in der Sehnsucht nach dem Martyrium eine ethisch hochstehende Haltung, weil Verfolgung und Tod um der gerechten Sache willen motiviert waren.[50] Gegen eine Ethik der Stärke und der Sektion hat die Kirche das Ethos der Barmherzigkeit und der Fürsorge für die Schwächsten der Gesellschaft vertreten. Der Kirche geht es nach der Botschaft Jesu um den ganzen Menschen, mit seinem leib-seelischen Befinden.[51] Der Gedanke der Stärkung der Patientenautonomie entstand ursprünglich weder als Folge des Menschenrechtsgedankens noch der medizinischen Entwicklungen. Sie entspringt der christlichen Botschaft und dem daraus resultierenden Umgang mit den Kranken.[52] Das Christentum leistet der Forderung nach Selbstbestimmung insofern Vorschub, als die frühe christliche Gemeinde die Kranken und Schwachen von Anfang an als vollwertige Mitglieder betrachtete und ihnen einen hohen Stellenwert einräumte. Die Pflege und Fürsorge für die Kranken und Armen gelten als Konkretion des Liebesgebotes in der Nachfolge Christi: Dienst am Kranken wird zum Dienst an Christus selbst.[53]

In theologischer Sprache wird das menschliche oder überhaupt das Leben als Geschenk Gottes bezeichnet. Gott als Spender und Geber allen Lebens.[54] „Ich bin es, der tötet und lebendig macht." (Dtn 32,39) Aber die Gabe oder das Geschenk Gottes ist uns zugleich als Aufgabe gegeben. Die empfangene Gabe Gottes fordert von uns Verantwortung, sowohl Gott als auch unseren Mitmenschen gegenüber. Ein theologischer Begriff von Verantwortung bedeutet viel mehr als ein ethischer oder juristischer Begriff von Verantwortung. Gott gegenüber Rechenschaft über sein Leben abzulegen heißt, sich

---

[49] Vgl. ebd., 26ff.
[50] Vgl. Klaus Bergdolt, Ärzte, Literaten, Philosophen, 298f.
[51] Vgl. Eberhard Schockenhoff, Krankheit – Gesundheit – Heilung. Wege zum Heil aus biblischer Sicht, Regensburg 2001, 86ff.
[52] Vgl. Theda Rehbock, Autonomie-Fürsorge-Paternalismus, 134.
[53] Vgl. Reiner Anselm, Jenseits von Laienmedizin und hippokratischem Paternalismus, 96f.
[54] Vgl. Johannes Paul II., Enzyklika „Evangelium vitae", 25. März 1995, Nr. 22.

Gott zu überantworten, hinzugeben und auszuliefern und das gerade im Sterben.[55] Der christliche Glaube folgt der biblischen Grundaussage, dass letztlich nur Gott selbst Macht über Leben und Tod verfügt und dass der Mensch durch sein gestalterisches Eingreifen in Leben und Tod gegen die bioethischen Grenzen verstoßen würde. Niemand hat das Recht, ein menschliches Lebewesen, vom Fötus bis zum unheilbar Kranken oder Sterbenden, zu töten, auch nicht sich selbst. Die theologische Rede über Gott als Herr über Leben und Tod hat eine doppelte Sicht: „Sowohl die Würde des Menschen, seine Unantastbarkeit ist Gegenstand dieser Aussage, aber auch das Wissen um seine Sterblichkeit und Begrenztheit. In dieser Haltung kommen also sowohl die Solidarität der Gesellschaft mit den Leidenden und Sterbenden als auch die Vernunft einer Beschränkung sinnloser Therapieversuche in den Blick."[56] Die säkulare Zuschreibung der Würde im Menschenrechtsethos der Neuzeit findet aus theologischer Perspektive heraus eine tiefere Begründung. Die Würde des Menschen wird in der biblischen Theologie auf Gottebenbildlichkeit des Menschen begründet.[57] Die biblische Begründung der Würde des Menschen verstärkt die Verbindlichkeit der unbedingten Achtung der Würde eines jeden Menschen. Dabei bleiben der Mensch und sein Menschsein in der Gemeinschaft verwurzelt.

Im christlichen Menschenbild gründet die Würde des Menschen nicht in aufweisbaren Qualitäten, sondern darin, dass der Mensch in besonderer Weise unter Gottes Anruf steht. Der Mensch wird dadurch zur Person, dass Gott ihn als seinen Partner einlädt und zu ewiger Gemeinschaft mit sich bestimmt hat. Ein Mensch ist Person ohne sein Zutun, allein durch Gottes Handeln. Die Ebenbildlichkeit des Menschen, die jeden Menschen auszeichnet, ist keine empirische Qualität, sie wird nicht dadurch hinfällig, sollte der Mensch krank oder behindert sein. Sie bleibt dem Menschen erhalten bis zu seinem Tod. Für die christliche Ethik ist die Fähigkeit des Menschen zu einer freien Selbstbestimmung nicht konstitutiv für seine Würde. Der Mensch lebt in und aus den Beziehungen und „nicht aus sich selber, er verdankt ihnen und damit in erster Linie dem ‚anderen‘, und nicht sich selbst sein Leben. Dieses Angewiesensein auf den ‚anderen‘, auf Beziehungen, ist kein Modus des Daseins, von dem der Mensch zur autonomen Selbstbestimmung zu befreien ist, den er hinter sich las-

---

[55] Vgl. Ulrich Körtner, Recht auf Leben, 126.
[56] Josef Römelt, Autonomie und Sterben, 13.
[57] Vgl. Gen 1,26f.; Ps 8.

sen kann und soll. Vielmehr verwirklicht sich seine Freiheit erst in den heilsamen Grenzen endlichen ‚Geschöpfseins', des Angewiesen- und Verwiesenseins auf den ‚anderen', und zwar vor allem im Emp- fangen und Gewähren von Liebe, in deren Verwirklichung die Frei- heit zu ihrem Ziel kommt."[58] Die Forderung nach der Zulässigkeit der freiwilligen aktiven Euthanasie ist deshalb mit der christlichen Anthropologie nicht vereinbar, denn diese Forderung ist ein Aus- druck einer Radikalisierung der Freiheit zu einer Autonomie, die die tragende Abhängigkeit von Natur, Umwelt und Mitmenschen aufhe- ben möchte und suggeriert, dass der Mensch das eigene Leben nur sich selbst verdankt.[59] Es gibt jedoch auch viele Theologen, die die Freiheit verabsolutieren, den Menschen als Herrn und Besitzer seines Lebens betrachten. Sie fordern ein uneingeschränktes Verfügungs- recht über das Leben. Die menschliche Selbstbestimmung gehört nach Meinung der Exit-Theologen zum Schöpfungsplan. Deshalb sei Suizidhilfe ein letzter Akt mitmenschlicher Solidarität.[60] Aus Sicht der katholischen Lehrmeinung ist diese Annahme, ein absolutes Verfü- gungsrecht über sein Leben zu besitzen, abzulehnen. Keine Medizin kann darüber entscheiden, welches Leiden als sinnlos oder sinnvoll empfunden wird, weil es von der religiösen und weltanschaulichen Einstellung und den persönlichen Umständen abhängt.

Die Ethik der Fürsorge ist in dieser ursprünglichen Grundstruktur des Menschseins in seiner Angewiesenheit und in seiner Ausrichtung auf die Zuwendung Gottes und die anderer Menschen begründet. Der Mensch bleibt als ein hilfebedürftiges Wesen von seinem Anfang an bis zu seinem Ende ganz auf die Fürsorge anderer angewiesen. Christliche Freiheit ist wie das Leben selbst verdankte Freiheit und keine empirische Größe, die wir selbst konstituieren, sondern die wir als gegeben und geschenkt annehmen. Hier geht es nicht um Selbst- verfügung oder Fremdverfügung, sondern darum, sich vertrauensvoll der Fügung und Fürsorge der Menschen und Gottes anzuvertrauen, die nichts will, als die Würde und das Wohl des Menschen. Es gehört zum Menschsein, dass der Mensch seine Abhängigkeit von Gott und den Mitmenschen trotz seiner Autonomie und Selbstbestimmungs- gewalt nie kündigen darf. Er ist nicht Herr und Besitzer seines Le- bens und hat kein uneingeschränktes Verfügungsrecht über sein Le-

---

[58] Ulrich Eibach, Vom Paternalismus zur Autonomie des Patienten, 220.
[59] Vgl. ebd., 219.
[60] Vgl. Walter Fesenbeckh, „Mein Wille geschehe" Suizidhilfe, die Christen und die Kirchen in der Schweiz, in: Frieß, Michael (Hrsg.), Wie Sterben? Zur Selbstbestim- mung am Lebensende – Eine Debatte, München 2012, 90ff.

ben oder das der anderen. Theologische Argumente und Überzeugungen reichen allein nicht aus. Es bleibt eine kirchliche Aufgabe, der Einsamkeit der Sterbenden durch eine Kultur der Solidarität entgegenzuwirken. Die zentrale Forderung neutestamentlicher Ethik, die eigene Selbstbestimmung an den Interessen und Möglichkeiten des anderen zu orientieren, entspricht dem Gebot der Nächstenliebe als dem Grundprinzip christlicher Ethik. Zum Wesen der Liebe gehört es, die Situation des Nächsten wahrzunehmen und dabei sich besonders dem Kranken und Schwachen zuzuwenden.[61] Wenn wir von der Würde des Menschen am Ende seines Lebens sprechen, geht es um die Frage: Wie können wir die biblische Wahrheit über die Gottebenbildlichkeit des Menschen am Ende seines Lebens und Sterbens bewahren? Die gemeinsame Erklärung der Deutschen Bischofskonferenz und des Rates der Evangelischen Kirche in Deutschland (EKD) *Gott ist ein Freund des Lebens. Herausforderungen und Aufgaben beim Schutz des Lebens* bestätigten die Würde der Sterbenden: „Keiner hat über den Wert oder Unwert eines anderen menschlichen Lebens zu befinden – selbst nicht über das eigene. Dies entzieht sich auch schlicht unserer Kenntnis: Denn jeder ist ungleich mehr und anderes, als er von sich weiß. Keiner lebt nur für sich; und was einer für andere bedeutet, das wird er nie genau wissen. Im Glauben daran, dass Gott das Leben jedes Menschen will, ist jeder mit seinem Leben, wie immer es beschaffen ist, unentbehrlich."[62] Die offizielle Lehre der Katholischen Kirche verurteilt Euthanasie in allen ihren Formen. Papst Johannes Paul II. bestätigte die Verurteilung der Euthanasie in der Enzyklika *Evangelium vitae*: „in Übereinstimmung mit dem Lehramt seiner Vorgänger und in Gemeinschaft mit den Bischöfen der katholischen Kirche, dass die Euthanasie eine schwere Verletzung des göttlichen Gesetzes ist, insofern es sich um eine vorsätzliche Tötung einer menschlichen Person handelt, was sittlich nicht zu akzeptieren ist."[63]

5. Das Ethos der Fürsorge und Patientenautonomie als komplementäre Prinzipien

Die moderne Medizinethik setzt verstärkt auf die Autonomie des Patienten, sein Recht, über sein Leben und die Art der medizinischen

---

[61] Vgl. Reiner Anselm, Jenseits von Laienmedizin und hippokratischem Paternalismus, 103f.
[62] Trier und Gütersloh 1989, 107.
[63] Johannes Paul II., Enzyklika „Evangelium vitae", Nr. 65. Siehe auch die Erklärung „Iura et bona", Kongregation für die Glaubenslehre, 5. März 1980.

Behandlung selbst zu bestimmen, um damit „unerwünschte Belastungen durch medizinische Behandlungen vermeiden zu können."[64] Insofern hat das Autonomieprinzip in erster Linie etwas damit zu tun, „eine notwendige Korrekturmaßnahme zur Begrenzung des allmählichen Machtverlustes des Kranken in der modernen Medizin"[65] zu ermöglichen. Die einseitige rechtliche Akzentuierung des Selbstbestimmungsrechts des Patienten bei der Wahl der Behandlung am Lebensende lässt das traditionelle Ethos der Fürsorge, dass Menschen zur Bewahrung von Gesundheit und Leben der Hilfe anderer bedürfen, außer Acht. In den aktuellen Diskursen zur Medizinethik wird nicht über „Sympathie" oder „Empathie", die Fähigkeiten sich in andere Menschen einzufühlen, die Distanz zum Gegenüber auf ein Minimum zu senken, kaum in Betracht gezogen. Gleiches gilt auch für die menschlichen Fähigkeiten des Erbarmens und der Barmherzigkeit. Das lateinische Wort „misericordia" bedeutet so viel wie „hebender Busen" oder auch mütterlicher „Schoß" und meint zusammen mit dem Wort „Herz" innige, fast kindliche Nähe zur Mutter.[66] Barmherzigkeit ist sowohl ein menschlicher und göttlicher Begriff als auch ein inniger Begriff der praktizierten Nächstenliebe, von Humanität und Caritas. Barmherzigkeit ist umsorgende Nähe und handelnde Nächstenliebe, die den Drang zu helfen und zu trösten beinhaltet.[67]

Die Ethik der Fürsorge befindet sich deshalb in einer Krise. Sie wird als paternalistische Bevormundung abgetan. Sie wird nicht einmal im Hippokratischen Eid erwähnt.[68] Der Wille des Patienten erfährt dagegen heute die höchste Anerkennung und spielt eine entscheidende Rolle.[69] Der Sterbende ist hilflos der wohl radikalsten Krisen- und Grenzsituation des Lebens ausgesetzt. Es ist ethisch verwerflich, ei-

---

[64] Debi Roy [u.a.], Wie denken eigentlich Patienten über Patientenverfügen?, 81.

[65] Claudia Wiesemann, Das Recht auf Selbstbestimmung und das Arzt-Patient-Verhältnis aus sozialgeschichtlicher Perspektive, in: Toellner, R., und Wiesing, R. (Hrsg.), Geschichte und Ethik in der Medizin. Von den Schwierigkeiten einer Kooperation, Stuttgart 1997, 69.

[66] Vgl. Wolfgang U. Eckart, Geschichte, Theorie und Ethik der Medizin, Heidelberg 2013, 326ff.

[67] Vgl. Mt 25, 31-46; Lk 10, 33. Johannes Paul II., Enzyklika „Dives in Misercordia". Über das göttliche Erbarmen, in: Verlautbarungen des Apostolischen Stuhls, DBK, Bonn 1980.

[68] Vgl. Ulrich Eibach, Vom Paternalismus zur Autonomie des Patienten? Medizinische Ethik im Spannungsfeld zwischen einer Ethik der Autonomie, in: ZfmE, 43 (1997) 215.

[69] Vgl. Ulrich Eibach, Sterbehilfe – Tötung aus Mitleid? Euthanasie und „lebensunwertes" Leben, Wuppertal 1998, 261ff.

nem Menschen in Lebensgefahr Entscheidungen abzuverlangen, zu denen er nicht in der Lage ist. Denn die, die nicht in der Lage oder fähig sind, Entscheidungen zu treffen, bedürfen besonders einer vorrangigen Ethik der Fürsorge, „die für die Anbieter medizinischer und pflegerischer Leistungen verbindliche allgemeine ethische Leitlinien für das Handeln und Behandeln entwickelt, die dem Wohlergehen von kranken und sterbenden Menschen dienen."[70] Die Autonomie des Patienten müsse eingebettet sein in eine vorrangige Ethik der Fürsorge. Die Beachtung des Wohlergehens des Patient (Prinzip des „beneficence") setzt schon die Respektierung seines Willens voraus, ebenso wie die hohe Bedeutung des Vertrauens der Patienten in ihr Umfeld am Lebensende. Gleichzeitig kann „Beneficence" das einzige konstituierendes Prinzip des ärztlichen Handelns sein und auf ärztliches Handeln als Heilhandeln reduziert werden.[71] Das Vertrauen der Patienten spielt am Lebensende eine bedeutende Rolle.[72] Besonders die Ärzte, ihre medizinischen Fähigkeiten und ihre Fähigkeit, die richtige Entscheidung zu treffen, müssen in den Augen der Patienten uneingeschränkt vertrauenswürdig sein.

Es gibt weitere Gründe, weshalb heute das ärztliche und pflegerische Ethos vom Ethos der Autonomie geprägt ist. Ein wesentlicher Grund für den Vollzug des Wandels ist die zunehmende Privatisierung und Individualisierung des Lebens und der Zuwachs an medizinischer Verfügungsgewalt über das Leben. Die Hochschätzung der autonomen Selbstbestimmung ist eng verknüpft mit der Idee individueller Selbstverwirklichung. Kennzeichen der populären Ethik der Autonomie ist das Streben nach möglichst uneingeschränkter Freiheit und persönlichem Glück. Die autonome Selbstbestimmung drängt den Menschen dazu, sein Leben planbar und gestaltbar zu machen und ebenso seinen Tod. Wenn der aber unvermeidbar ist, muss wenigsten das Sterben „machbar" sein. Eine solche Auffassung der Ethik führt aus sich heraus zu der Überzeugung, dass ein Mensch unglücklich ist, wenn er nicht über die empirische Freiheit verfügt und deshalb der Befriedigung seiner Wünsche nicht nachgehen kann.[73] Das ist als eine verkürzte Sicht der Würde des Menschen zu bewer-

---

[70] Debi Roy [u.a.], Wie denken eigentlich Patienten über Patientenverfügungen, 81.
[71] Die kosmetische Chirurgie, der Abort oder Kontrazeption werden nicht vom Prinzip der beneficence getragen.
[72] Vgl. Claudia Wiesemann, Autonomie und Vertrauen: Schlüsselbegriffe der modernen Medizin, Göttingen 2013.
[73] Vgl. Ulrich Eibach, Vom Paternalismus zur Autonomie des Patienten?, 215ff.

ten, weil die Würde als ein empirisch feststellbarer Sachverhalt verstanden wird.

Die Ethik der Fürsorge bildet die Grundlage medizinischer Ethik, deren Aufgabe es ist, das Leben zu schützen. Insofern ist die „Ethik der Autonomie" der „Ethik der Fürsorge für das Leben" ein- und unterzuordnen. Es geht dabei nicht um eine paternalistische Entmündigung des Patienten,[74] sondern in erster Linie darum, dass ärztliches und mitmenschliches Handeln dem Wohlergehen der Kranken dient (salus aegroti suprema lex). Menschen wünschen sich am Lebensende die Beachtung ihres Wohlergehens als Respektierung ihres Willens. Das zwischenmenschliche Vertrauen ist dabei eine wichtige Voraussetzung. Das Autonomieprinzip kann nicht als Rechtfertigung dafür dienen, auf ethisch bedenkliche Forderungen eines Patienten oder seiner Vertrauensperson einzugehen.[75] Seit dem Altertum kennt die Medizin als moralische Regeln für das Verhalten der Ärzte und der Pflegenden, dass sie den Menschen am Lebensende helfen und Sterbende begleiten und ihnen keinesfalls Schaden zufügen. Autonomie, z.B. in der Geriatrie, kann nicht das einzige ausschlaggebende Prinzip bei der Entscheidungsfindung sein, das wäre ein Mythos. Ohne optimale Fürsorge in Form von Beratung, persönlicher und mitmenschlicher Anteilnahme und Pflege bestünde die Gefahr in einen Autonomismus abzuleiten. Die Achtung der Autonomie in der Medizin darf nicht mit einer Achtung autonomer Entscheidungen gleichgesetzt werden. Der amerikanische Mediziner und Philosoph Alfred I. Tauber, vertritt eine Ethik des „Beneficence". Diese unterstützt explizit Autonomie und Würde des Patienten.[76] Theda Rebhock fasst die Erörterung der Grundbegriffe der Ethik zusammen: „Beide Prinzipien, die Achtung der Autonomie und die Fürsorge, sind unter allen Bedingungen als sich jederzeit wechselseitig bedingende Gesichtspunkte des Handelns im Auge zu behalten: Wem wirklich am Wohl des Anderen liegt, darf dessen Willen nicht missachten. Wer wirklich die Autonomie des Anderen achten will, dem kann auch dessen Wohl nicht gleichgültig sein."[77]

---

[74] Vgl. Ebd.
[75] Vgl. Georg Marckmann, Selbstbestimmung bei Entscheidungsunfähigen, 17; Ulrich J. H. Körtner, Therapieverzicht am Lebensende, 19.
[76] Vgl. Patient Autonomy and the ethics of Responsibility, 2005.
[77] Theda Rehbock, Autonomie-Fürsorge-Paternalismus, 149.

Josef Schuster SJ

Ethische Perspektiven zur künstlichen Ernährung – zum freiwilligen Verzicht auf Essen und Trinken

1. Vorbemerkung

Wer nicht isst, der kann nicht leben. Das Grundbedürfnis auf Nahrungsaufnahme war für die Tradition der Moraltheologie so selbstverständlich, dass auch die Hilfe dazu durch die entsprechende Betreuung von Pflegekräften oder Angehörigen zur Basispflege gehörte und deshalb auch keiner medizinischen Indikation bedurfte. Mit der medizinischen Möglichkeit, Patienten, die zur Nahrungsaufnahme auf natürlichem Wege nicht mehr in der Lage sind, künstlich enteral über den Magen- und Darmtrakt durch eine Magen- oder eine PEG-Sonde und parenteral – also unter Umgehung des Verdauungstraktes – durch Infusion (Venenkatheder) zu ernähren, wird die Frage aufgeworfen, ob es sich bei der künstlichen Ernährung noch um Basispflege oder um eine medizinische Maßnahme handelt. Das Anlegen einer PEG gehört zu den häufigsten chirurgischen Eingriffen. In Deutschland werden pro Jahr ca. 140 000 PEG-Sonden appliziert.[1]

Inzwischen wird generell die künstliche Ernährung als eine medizinische Maßnahme angesehen, für die es deshalb neben einer medizinischen Indikation auch der Zustimmung durch den Patienten oder dessen Betreuer bedarf, wenn der Patient nicht mehr einwilligungsfähig ist.

Doch zumindest für die lehramtliche wie moraltheologische Behandlung der Frage war dies bis vor einigen Jahren nicht so selbstverständlich. Deshalb möchte ich zum besseren Verständnis im ersten Teil meiner Überlegungen einen kurzen Rückblick auf diese Debatte werfen. Im zweiten Teil werde ich ausführlicher auf den Handlungstyp des freiwilligen Verzichts auf Nahrung und Flüssigkeit eingehen, der sich nicht nur auf die künstliche Ernährung bezieht, sondern auch auf Situationen, in denen die natürliche Nahrungsaufnahme noch möglich ist.

---

[1] In der Literatur geht man in der Regel von ca. 150 000 neuen PEG-Sonden pro Jahr in der Bundesrepublik Deutschland aus. Gian Domenico Borasio, Über das Sterben, München 72011, 114, spricht vom über 100 000 pro Jahr. Winfried Becker & Thomas Hilbert, Enterale Ernährung über PEG-Sonden in der stationären Altenpflege, Bremen 2004, 6: „Die Angaben zur Häufigkeit von PEG-Sonden schwanken von 100.000 bis 180.000 Anlagen pro Jahr. Überwiegend geht man derzeit von etwa 140.000 PEG-Anlagen pro Jahr aus, etwa 70 % der so ernährten sind Heimbewohner (Bartmann 2001)."

2. Basispflege oder medizinische Maßnahme?[2]

Die lehramtliche wie die moraltheologische Tradition geht in dieser Frage von dem Wissen aus, dass Essen und Trinken bei Mensch und Tier zu den Grundbedürfnissen des Lebens gehören. Wer die Nahrungsaufnahme verweigert oder wer aus physiologischen Gründen zu ihr nicht mehr in der Lage ist, der stirbt. Zur Erhaltung des Lebens ist die Nahrungsaufnahme ein notwendiges Mittel. Dieses Faktum wird auch von niemandem ernsthaft bestritten werden können.

Für die Tradition steht es ebenfalls außer Frage, dass der Mensch die moralische Pflicht hat, sein Leben zu erhalten, insofern das Leben das fundamentalste Gut ist. Zu den Grundüberzeugungen seit Aristoteles, der Stoa, dem frühen Christentum, eines Thomas von Aquin bis zur Gegenwart gehört, dass alles, was ist, sich in seinem Sein erhalten will; dass es also eine natürliche Neigung zur Selbsterhaltung gibt.[3] An diese Tradition knüpft ein in diesem Kontext viel zitierter Autor – Francisco de Vitoria – an, wenn er sich mit der Frage konfrontiert sieht, ob man denn in jedem Falle Nahrung zu sich nehmen müsse. In seiner Vorlesung über die Tugend des Maßes[4] lautet seine Antwort: *„Jeder ist dazu verpflichtet, das eigene Leben durch Nahrung zu erhalten.‟*[5] Die Begründung liegt auf der Linie der traditionellen Lehre von der *inclinatio naturalis*, nachdem ein jedes Ding sich in seinem Sein erhalten will – und Nahrungsaufnahme ist nun einmal zur Selbsterhaltung notwendig. Außerdem verstößt die Weigerung zur Ernährung gegen die Neigung der Selbstliebe. Wer also die zur Lebenserhaltung notwendige Nahrung nicht zu sich nimmt, „tötet sich selbst. Aber sich selbst zu töten, ist unerlaubt.‟[6]

Doch Essen und Trinken sind nicht unter allen Umständen moralisch gefordert – zumindest nicht „unter schwerer Sünde‟: „Der Genuss von Speise ist dann, wenn die seelische Niedergeschlagenheit eines Kranken so groß und sein Begehrungsvermögen so in Unruhe ist,

---

[2] Vgl. ausführlicher Josef Schuster, Basispflege oder medizinische Maßnahme? Ethische Perspektiven zur künstlichen Ernährung, in: Jochen Sautermeister (Hg.), Verantwortung und Integrität heute. Theologische Ethik unter dem Anspruch der Redlichkeit, Freiburg i. Br. 2013, 211–224.

[3] Vgl. u.a. Thomas von Aquin, De Veritate 22, 1.5; S.th. I–II, 91,2; 94,2; Wilhelm Korff, Wege empirischer Argumentation, in: Handbuch der christlichen Ethik 1, 83-107; Maximilian Forschner, Über natürliche Neigungen, in: Rüdiger Bubner [u.a.] (Hg.), Die Trennung von Natur und Geist, München 1990, 93-117.

[4] Francisco de Vitoria, Vorlesungen II. Völkerrecht Politik Kirche. Lateinisch-deutscher Text. Einführung, Übersetzung und Anmerkungen v. Joachim Stüben, hg. von Ulrich Horst [u.a.], Stuttgart [u.a.] 1997, 308-369.

[5] Ebd., 313.

[6] Ebd., 315.

dass er nur unter größter Anstrengung und sozusagen unter Qualen Speise zu sich nehmen könnte, als Unmöglichkeit anzusehen. Der Kranke ist demzufolge wenigstens von der Todsünde entschuldigt. Dies gilt besonders dann, wenn die Überlebenschance gering oder nicht gegeben ist."[7]

Stoßen wir uns nicht an der Formulierung, dass derjenige in solcher Lage wenigstens nicht schwer sündige – er sündigt eigentlich nicht! De Vitoria möchte sich offensichtlich nicht dem Vorwurf aussetzen, mit dieser Frage allzu lax umzugehen.

Im Folgenden unterscheidet de Vitoria ausdrücklich zwischen Nahrung, die ein gewöhnliches Mittel zur Lebenserhaltung ist, und Arznei. In diesem Kontext heißt es: „Der Mensch ist nicht dazu verpflichtet, alle möglichen Mittel anzuwenden, die der Erhaltung seines Lebens dienen können, sondern nur diejenigen, die von sich aus dazu bestimmt sind."[8]

Zu Zeiten de Vitorias gab es noch nicht die technischen Voraussetzungen zu künstlicher Ernährung. Deshalb ist es müßig danach zu fragen, wie er unter heutigen Bedingungen unsere Eingangsfrage beantworten würde. Doch wenn wir in der Geschichte einen gewaltigen Schritt nach vorne zu Papst Johannes Paul II. machen, so hat seine Ansprache vom 20. März 2004 an die Teilnehmer des internationalen Fachkongresses zum Thema „Lebenserhaltende Behandlung und vegetativer Zustand: wissenschaftliche Fortschritte und ethische Dilemmata"[9] für Diskussionen gesorgt.

Zu der Frage, ob Patienten im Wachkoma medizinisch und pflegerisch zu versorgen seien, führt er aus: „Insbesondere möchte ich unterstreichen, dass die Verabreichung von Wasser und Nahrung, auch wenn sie auf künstlichen Wegen geschieht, immer ein *natürliches Mittel* der Lebenserhaltung und *keine medizinische Handlung* ist. Ihre Anwendung ist deshalb prinzipiell als *normal und angemessen* und damit als moralisch verpflichtend zu betrachten, in dem Maß, in dem und bis zu dem sie ihre eigene Zielsetzung erreicht, die im vorliegenden Fall darin besteht, dem Patienten Ernährung und Linderung der Leiden zu verschaffen."[10]

---

[7] Ebd.
[8] Ebd. „... sed media a se ad hoc ordinata."
[9] Acta Apostolicae Sedis 96(2004)485-489; in dt. Übersetzung zugänglich unter: www.vatican.va/holy_father/john_paul_ii/speeches/2004/march/documents/hf_jpii_s pe_20040320_congress_fiamc_ge.html.
[10] Ebd., Nr. 4.

Die Glaubenskongregation hatte bereits in einem Schreiben „Jura et bona" (5. Mai 1980) die Pflicht eingeschärft, auch Schwerstkranken im Endstadium ihrer Erkrankung nicht „die gebotenen normalen Behandlungen" vorzuenthalten.[11] Das Schreiben konzediert allerdings, dass im finalen Stadium des Lebens sich Zweifel einstellen können, welche therapeutischen Maßnahmen noch angemessen seien und welche nicht.

Vor allem unter nordamerikanischen Moraltheologen wurde die Frage diskutiert, ob denn der Papst auf einer uneingeschränkten moralischen Pflicht zur Anwendung künstlicher Ernährung bestehe oder ob diese nur für Wachkomapatienten gelte. Einige spitzten die Frage zu: Besteht der Papst unter allen Umständen auf künstlicher Ernährung und Hydrierung?[12]

Die Unsicherheiten bei der Kommentierung des genannten Passus finden in einer Ansprache des Papstes im gleichen Jahr – am 12. November 2004 – an die Teilnehmer der XIX. Konferenz des Päpstlichen Rates für die Krankenpastoral eine klärende Antwort:

> „Das wahre Mitleid hingegen fördert jede vernünftige Anstrengung, um die Genesung des Patienten herbeizuführen. Zugleich ist es eine Hilfe aufzuhören, wenn keine Behandlung mehr zu diesem Ziel führt. Die Verweigerung der *lebensverlängernden Maßnahmen* ist keine Zurückweisung des Patienten und seines Lebens. Denn Gegenstand der Entscheidung über die Angemessenheit, eine Therapie zu beginnen oder fortzusetzen, ist nicht der Wert des Lebens des Patienten, sondern der Wert des medizinischen Eingriffs beim Patienten.
>
> Die eventuelle Entscheidung, eine Therapie nicht einzuleiten oder zu unterbrechen, wird für ethisch richtig erachtet, wenn diese sich als unwirksam oder eindeutig unangemessen erweist, um das Leben zu erhalten oder die Gesundheit wiederherzustellen. Die Verweigerung der lebensverlängernden Maßnahmen ist deshalb Ausdruck der Achtung, die man dem Patienten in jedem Augenblick schuldet."[13]

Der Papst verweigert also keineswegs eine Abwägung von Vor- und Nachteilen bestimmter Behandlungsmethoden einschließlich der künstlichen Ernährung und Hydrierung. Kriterium ist, dass der Nutzen für den Patienten die Belastung einschließlich schädlicher Nebenwirkungen überwiegen muss. Unter der Hand scheint damit aber auch die Frage beantwortet zu sein, dass es sich bei künstlicher Ernährung um eine medizinische Maßnahme handelt.

---

[11] AAS 72,1(1980) 542-552.
[12] Vgl. Ronald P. Hamel and James J. Walter (Ed.), Artificial Nutrition and Hydration and the Permantly Unconscious Patient. The Catholic Debate, Washington, D.C., 2007.
[13] Ebd. Nr. 11, in: AAS 96(2004)951-954, 952; dt. Übers.: www.vatican.va/holy_father/john_paul_ii/speeches/2004/november/documents/hf_jp-ii_spe_20041112_pc-hlthwork_ge.html).

3. Patientenautonomie und Fürsorge

3.1 Künstliche Ernährung in der terminalen Phase

Neuere Studien belegen nahezu einhellig, dass Nahrungs- und Flüssigkeitszufuhr auf künstlichem Wege in der unmittelbaren Phase vor dem Sterben nicht medizinisch indiziert sind, weil sie in der Regel eine sehr große Belastung für den Patienten darstellen, insofern weder Nahrung noch Flüssigkeit vom Körper angemessen aufgenommen und „verarbeitet werden können und mögliche positive Effekte wie z.b. Lebensverlängerung, Verbesserung der Lebensqualität, Verbesserung des Ernährungsstatus nicht mehr erreichen. Aus diesen Gründen sollte keine künstliche Ernährung zur Anwendung kommen."[14] Vergleichbares gilt auch für die PEG-Sonde bei Patienten mit fortgeschrittener Demenz.[15] Auch für diese Patientengruppe belegen Studien, dass ein Nutzen für die Patienten nicht erkennbar ist, sondern dass im Gegenteil das Infektionsrisiko steigt. Demente Patienten müssen u.U. fixiert werden, weil sie dazu neigen, die Sonde zu entfernen.[16] Erwähnt sei noch, dass der Bundesgerichtshof in vergleichbaren und ähnlichen Fällen in verschiedenen – keineswegs unumstrittenen – Urteilen jeweils für einen Abbruch der künstlichen Ernährung entschieden hat.[17]

3.2 Freiwilliger Verzicht auf Nahrung und Flüssigkeitszufuhr (FVNF)

Studien aus den USA zeigen, dass Patienten in Pflegeheimen Nahrungs- und Flüssigkeitsaufnahme verweigern, weil sie bereit sind, zu sterben. Einige sehen in ihrem Leben keinen Sinn mehr, andere

---

[14] Vgl. Gian Domenico Borasio, Ernährung und Flüssigkeitszufuhr am Lebensende aus palliativmedizinischer Sicht, in: Franz-Josef Bormann u.a. (Hg.), Sterben. Dimensionen eines anthropologischen Grundphänomens, Berlin/Boston 2012, 150–158 (Lit.!); ders., Über das Sterben, München [7]2012, 107–120.

[15] Vgl. Paul T. Menzel/M. Colette Chandler-Cramer, Advance Directives, Dementia, and Withholding Food and Water by Mouth, in: Hastings Center Report 44,3(2014)23–37.

[16] Matthias Synofzik, PEG-Ernährung bei fortgeschrittener Demenz. Eine evidenzgestützte ethische Analyse, in: Nervenarzt 78 (2007) 418–428.

[17] So im Kemptener Fall: 13.09.1994 (1ArR 357/34); 13.03.2003 (XII ZB2/03); 08.06.2005 (XII ZR 107/03); 25.06.2010 (2 StR 454/09); kritisch: Wolfram Höfling/Stephan Rixen, Vormundschaftsgerichtliche Sterbeherrschaft?, in: Juristenzeitung 18(2003)884–894; aus der Perspektive z.T. beteiligter Anwälte: Wolfgang Putz/Beate Steldinger, Patientenrechte am Ende des Lebens. Vorsorgevollmacht – Patientenverfügung – Selbstbestimmtes Sterben, München [5]2014.

möchten ihren Angehörigen oder Pflegenden nicht zur Last fallen.[18] Es handelt sich in der Regel um ältere Menschen, die – so das Ergebnis dieser Studie – binnen 14 Tagen eines „guten Todes" sterben.[19] Doch so problemlos, wie die Berichte der Krankenschwestern auf den ersten Blick erscheinen, ist die Situation für Ärzte wie Pflegende nicht. Denn manche von ihnen empfinden es durchaus als eine Zumutung, einen solchen selbst initiierten Sterbeprozess begleiten zu sollen.

Derartige Probleme in der Frage der künstlichen Ernährung können sich ergeben, wenn etwa in Patientenverfügungen deren Verzicht auch für Situationen gefordert wird, in denen aus medizinischer Sicht noch eine günstige Prognose besteht und die künstliche Ernährung lediglich zeitlich begrenzt notwendig wird. In der Literatur spricht man u.a. von „Todesfasten" oder medizinisch neutraler vom „freiwilligen Verzicht auf Nahrung und Flüssigkeit" (FVNF).[20]

Diese Fälle sind sorgfältig von jenen zu unterscheiden, in denen ein Patient sich in der letzten Phase vor seinem Tod befindet und es sich aus medizinischer Sicht um eine infauste Prognose handelt. Wer in den letzten Tagen und Stunden seines Lebens nicht mehr essen und trinken möchte, der hat nicht den Entschluss gefasst, seinem Leben selber ein Ende zu setzen, sondern der folgt lediglich dem legitimen Bedürfnis, in der letzten Phase seines Lebens nicht noch zusätzlich durch Nahrungsaufnahme belastet zu werden.

Anders ist der freiwillige Verzicht auf Nahrung und Flüssigkeit bei Menschen zu beurteilen, die dieses Verfahren wählen, um vorzeitig aus dem Leben zu scheiden, obwohl die medizinische Prognose noch günstig ist. Manche Autoren sehen in dieser Methode, das eigene Leben zu beenden, einen eigenen Handlungstyp jenseits von assistiertem Suizid und Sterbenlassen[21], weil von Seiten der Ärzte kein Mittel zur Verfügung gestellt werde, das ursächlich eine tödliche Wirkung habe, beim Patienten auf der anderen Seite aber keine medizinische

---

[18] Vgl. etwa Linda Ganzini et al., Nurses' Experience with Hospice Patients Who Refuse Food and Fluids to Hasten Death, in: New England Journal of Medicine 349, 4 (2003) 359-365.

[19] Ebd., 359.

[20] Jürgen Bickhard, Roland Martin Hanke, Freiwilliger Verzicht auf Nahrung und Flüssigkeit. Eine ganz eigene Handlungsweise, in: Deutsches Ärzteblatt 111, 14 (2014) 590-592; Boudewijn Chabot/Christian Walther, Ausweg am Lebensende. Sterbefasten – Selbstbestimmtes Sterben durch freiwilligen Verzicht auf Essen und Trinken, 3. aktualisierte Auflage, München-Basel 2012.

[21] S. Anm. 15: Die Autoren Jürgen Bickhard und Roland Martin Hanke sprechen von einer „ganz eigene[n] Handlungsweise".

Indikation vorliege, die den Verzicht auf Nahrung und Flüssigkeit erfordere. Das Sterben der Patienten durch freiwilligen Verzicht auf Nahrung und Flüssigkeit wird von Ärzten wie Pflegenden „lediglich" palliativ z.b. durch Mundpflege oder entsprechende Medikation begleitet, die eventuell auftretende Schmerz- oder Unruhezustände lindern soll.[22] Die These, es handle sich bei der ärztlichen und pflegerischen Begleitung von FVNF nicht um den Handlungstyp der Beihilfe zur Selbsttötung, findet Unterstützung durch die Erfahrung von Ärzten, die davon berichten, dass Kollegen wie Pflegende in ihren Einrichtungen eher bereit seien, diese Patienten medizinisch-palliativ und pflegerisch zu begleiten, als ihnen durch Bereitstellung eines letal wirkenden Cocktails den Suizid zu ermöglichen.

Einen weiteren handlungstheoretischen Unterschied zum assistierten Suizid kann man ferner darin sehen, dass es weder rechtlich noch moralisch für Ärzte eine Pflicht gibt, einem Patienten ein tödlich wirkendes Mittel auszuhändigen, es aber andererseits Ärzten wie Pflegenden nicht erlaubt ist, einen Menschen gegen dessen ausdrücklichen Willen zu ernähren. Zwangsernährung ist rechtlich nicht erlaubt und auch moralisch nicht zu rechtfertigen.[23]

Das sogenannte Sterbefasten ist unter den genannten Bedingungen auf Seiten des Patienten handlungstheoretisch als Suizidhandlung einzuordnen, wenn und insofern drei Bedingungen erfüllt sind, nach denen Unterlassungen wie Handlungen zu bewerten sind: *Erstens*: die betreffende Person muss handeln können – hier also essen und trinken können. *Zweitens*: sie muss um dieses Können wissen und *drittens* sie muss sich dazu entscheiden, nicht zu handeln – in diesem Fall also nicht zu essen und zu trinken.[24]

Befürworter einer palliativen Begleitung von Patienten, die freiwillig auf Nahrung und Flüssigkeit verzichten, verweisen u.a. auf den hohen Stellenwert, den die autonome Entscheidung eines Menschen besitze. Nehme man ausgesprochen depressive Menschen aus, zeige sich in dem Entschluss, auf diese Weise zu sterben, ein hohes Maß an Reflexion und Entschlusskraft. Außerdem sei diese Methode anderen Wei-

---

[22] Über den Verlauf des Verzichts auf Nahrung und Flüssigkeit von medizinischer und pflegerischer Seite berichtet ausführlich Chabot, Ausweg am Lebensende, 42-101.

[23] Nach Spiegel online vom 23.05.2014 hat ein US-Gericht die Zwangsernährung eines syrischen Gefangenen auf Guantanamo gestattet. Offensichtlich gelten in diesem Gefangenenlager eigene Regeln. http://www.spiegel.de/politik/ausland/us-gericht-erlaubt-zwangsernaehrung-eines-guantanamo-haeftlings-a-971404.html (letzter Zugriff 25.07.2014).

[24] Vgl. Friedo Ricken, Allgemeine Ethik, Stuttgart [5]2013, 118f.

sen des Suizids vorzuziehen, insofern man genügend Zeit habe, von dem Entschluss des „Sterbefastens" auch wieder zurückzutreten.[25] Versuche von ärztlicher wie pflegerischer Seite, die Patienten durch entsprechende Argumente von ihrem Vorhaben abzubringen, werden als unzulässige Einmischung in die Entscheidungsfreiheit eines Menschen bewertet bzw. als paternalistische Bevormundung eingestuft.[26] Von Angehörigen Betroffener wird berichtet, dass einige den freiwilligen Verzicht auf Nahrung und Flüssigkeit nicht nur verstehen, sondern auch selber innerlich mittragen können, während andere diesen Wunsch als Affront und persönliche Anklage empfinden, sich nicht genügend gesorgt zu haben.[27]

In diesem Zusammenhang wird die Frage nach Inhalt und Umfang der Garantenpflicht relevant, denn Ärzte wie auch Angehörige sind in besonderer Weise dem Wohl des Patienten verpflichtet.[28] Der Sachverhalt ist im Zusammenhang mit dem Suizid insofern verwickelt, als nach geltendem Recht weder der Suizid(versuch) noch die Beihilfe dazu strafbar sind. Allerdings ist ein Arzt bei einer Suizidhandlung, wenn er anwesend ist, zu dem Zeitpunkt zum Eingreifen verpflichtet, zu dem der Suizident bewusstlos wird. Andernfalls kann er wegen unterlassener Hilfeleistung angeklagt werden. Befürworter eines ärztlich begleiteten Suizids durch freiwilligen Verzicht auf Nahrung und Flüssigkeit raten deshalb dazu, die Garantenpflicht zu modifizieren, indem Ärzte wie Angehörige in der Regel in schriftlicher Form von ihrer Garantenpflicht entbunden werden.[29]

---

[25] So z.B. bei Chabot/Walther, Ausweg am Lebensende, 121-125.

[26] M.E. handelt es sich ein Missverständnis der Patientenautonomie, wenn es nicht einmal mehr zulässig sein sollte, die Richtigkeit eines Entschlusses mit einem Patienten zu diskutieren oder in Frage zu stellen. Ein sachliche Auseinandersetzung hat nichts mit Bevormundung zu tun. Wer das so versteht, der verwechselt die Legitimität der Instanz einer Entscheidung mit deren inhaltlicher Richtigkeit.

[27] Ebd., 52; 77f.; 132f. In dem Gemeinsamen Hirtenschreiben der Bischöfe von Freiburg, Straßburg und Basel „Die Herausforderung des Sterbens annehmen" (Freiburg i. Br. 2006) heißt es u.a.: „Hinter der endgültigen Absage an jede weitere Hoffnung, die aufgrund der Irreversibilität einer solchen Tat mit der Selbsttötung verbunden ist, verbirgt sich eine Niederlage für das Leben, eine Niederlage für die Menschlichkeit, eine Niederlage für alle, die dem Suizid-Opfer als Angehörige und Freunde oder aufgrund ihrer beruflichen Stellung als Arzt oder Pflegekraft nahe standen." (S. 7)

[28] Vgl. § 13 StGB: der Paragraph trägt den Titel „Begehen durch Unterlassen" und heißt im Wortlaut: „Wer es unterlässt, einen Erfolg abzuwenden, der zum Tatbestand eines Strafgesetzes gehört, ist nach diesem Gesetz nur dann strafbar, wenn er rechtlich dafür einzustehen hat, dass der Erfolg nicht eintritt, und wenn das Unterlassen der Verwirklichung des gesetzlichen Tatbestandes durch ein Tun entspricht."

[29] Chabot und Walther, Ausweg am Lebensende, bieten dazu S. 162 eine Vorlage an.

Die Empfehlungen zum Umgang mit dem Wunsch nach Suizidhilfe der Arbeitsgruppe ‚Ethik am Lebensende' in der Akademie für Ethik in der Medizin e. V. (AEM)[30] formulieren die Folgen des freiwilligen Verzichts auf Nahrung und Flüssigkeit vorsichtig: Diese Entscheidung *könne* zum Tode führen.[31] Als Vorteil dieser Methode wird angegeben, sie sei „von der Hilfe durch weitere Personen unabhängig"[32]. Das ist allerdings nur dann der Fall, wenn jemand sich von anderen Personen und deren Hilfe absondert. Der Regelfall dürfte dies aber nicht sein. Die Empfehlung ist daher in diesem Punkte sehr unklar und interpretationsbedürftig. Auch die bereits oben erfolgte Differenzierung zwischen einem freiwilligen Verzicht auf Nahrung und Flüssigkeit aufgrund eines weit fortgeschrittenen Leidenszustandes in Todesnähe und der FVNF als Methode zur Selbsttötung findet sich in der Empfehlung. Für letzteren Fall seien für „die Hilfe beim FVNF dieselben Entscheidungskriterien anzuwenden, die [...] für die Suizidbeihilfe erarbeitet wurden."[33]

3.3 Zur ärztlichen und pflegerischen Assistenz beim Suizid

Wenn der freiwillige Verzicht auf Nahrung und Flüssigkeit unter den oben genannten Bedingungen unter ethischer Rücksicht als eine Suizidhandlung einzuordnen ist, dann stellt sich die Frage, wie die palliative und pflegerische Begleitung dieses Sterbens handlungstheoretisch zu verstehen ist. Die Richtlinien der Bundesärztekammer für die ärztliche Sterbebegleitung von 1993[34] und 1998[35] bewerten die Beihilfe des Arztes zum Suizid als „unärztlich", die revidierte Fassung von 2011 formuliert: „Die Mitwirkung des Arztes bei der Selbsttötung ist hingegen keine ärztliche Aufgabe."[36] Die „(Muster-)Berufsordnung" der Bundesärztekammer, die auf dem 114. Deutschen Ärztetag in Kiel 2011 verabschiedet wurde, formuliert in § 16 unter dem Titel *Beistand für Sterbende*: „Ärztinnen und Ärzte haben Sterbenden unter

---

[30] Von den Autoren Gerald Neitzke, Michael Coors, Wolf Diemer, Peter Holtappels, Johann F. Spittler, Dietrich Wördehoff, in: Eth Med 25 (2013) 349-365.
[31] Ebd., 352.
[32] Ebd.
[33] Ebd., 352.
[34] Deutsches Ärzteblatt 1993, 90(37),A-2404-2406, 2406: „Die Mitwirkung des Arztes bei der Selbsttötung ist unärztlich."
[35] Bundesärztekammer (1998); Grundsätze der Bundesärztekammer zur ärztlichen Sterbebegleitung. Deutsches Ärzteblatt 95, A-2366 / B-2022 / C-1898. „Die Mitwirkung des Arztes bei der Selbsttötung widerspricht dem ärztlichen Ethos und kann strafbar sein."
[36] Bundesärztekammer (2011): Grundsätze der Bundesärztekammer zur ärztlichen Sterbebegleitung, in: Deutsches Ärzteblatt 108 (7) (18.02.2011), Seite A346–A348.

Wahrung ihrer Würde und unter Achtung ihres Willens beizustehen. Es ist ihnen verboten, Patientinnen und Patienten auf deren Verlangen zu töten. Sie dürfen keine Hilfe zur Selbsttötung leisten."[37]

Mit Bezug auf die Schweizer Richtlinien plädiert Dieter Birnbacher „für die Situation des Sterbehilfeverlangens nicht nur [für] ein moralisches *Recht*, sondern [für] eine moralische *Pflicht* des Arztes [...], den Patienten in der Verwirklichung seiner autonomen Entscheidung zu unterstützen, sofern der Patient auf diese Unterstützung zur Verwirklichung seines Willens angewiesen ist. Diese letztere Bedingung ist jedoch in vielen Situationen am Lebensende erfüllt."[38] Denn wenn der Patient seinen Sterbewunsch nicht mehr selber realisieren könne, laufe seine autonome Entscheidung „ins Leere", wenn ihm nicht entsprechend seinem Wunsch geholfen werde. „Dem Patienten würde zwar Autonomie zugestanden, er hätte jedoch mangels realistischer Möglichkeiten ihrer Verwirklichung wenig davon. Auf der anderen Seite kann eine solche Verpflichtung zur Effektivierung der Patientenautonomie immer dann nicht gelten, wenn der Patient seine Autonomie zum eigenen Schaden geltend macht."[39]

Birnbacher möchte deshalb die ärztliche Beihilfe zum Suizid auf „Sterbehilfesituationen" beschränkt wissen, in denen der Patient nach eigenem Empfinden „unerträglich und irreversibel leidet und alternative Mittel der Leidensbegrenzung nicht in Sicht sind oder vom Patienten abgelehnt werden".[40]

Es verwundert nicht, wenn andere Autoren vor diesem Hintergrund zu dem Ergebnis kommen, der freiwillige Verzicht auf Nahrung und Flüssigkeit sei dem Verlangen nach ärztlich assistiertem Suizid vorzuziehen, weil dieser Handlungstyp geringere ethische und rechtliche Probleme mit sich bringe. Denn immerhin untersagen in einigen Bundesländern die ärztlichen Standes- bzw. Berufsordnungen die ärztliche Beihilfe zur Selbsttötung und drohen bei Missachtung entsprechende Sanktionen an.[41]

---

[37] Bundesärztekammer, (Muster-)Berufsordnung für die in Deutschland tätigen Ärztinnen und Ärzte ... in der Fassung der Beschlüsse des 114. Deutschen Ärztetages 2011 in Kiel, in: Deutsches Ärzteblatt 2011; 108 (38): A-1980 / B-1684 / C-1668.
[38] Dieter Birnbacher, Die ärztliche Beihilfe zum Suizid in der ärztlichen Standesethik, in: Aufklärung und Kritik, Sonderheft 11/2006, 7–19, 13.
[39] Ebd., 13.
[40] Ebd., 18.
[41] So haben z.B. die Landesärztekammern Brandenburg, Bremen, Hamburg, Hessen, Mecklenburg-Vorpommern, Niedersachsen, Nordrhein, Saarland, Sachsen und Thüringen § 16 der (Muster-)Berufsordnung übernommen, andere haben den Wortlaut auf den Tatbestand des Verbots einer Tötung auf Verlangen reduziert (Berlin, Schleswig-Holstein, Rheinland-Pfalz), andere geringfügig modifiziert (z.B. Westfalen-

4. Ethische Perspektiven zur künstlichen Ernährung und zum freiwilligen Verzicht auf Essen und Trinken

(1) Künstliche Ernährung – enteral oder parenteral – bedarf von Seiten der Ärzte und Pflegenden einer medizinischen Indikation. Sie ist damit auch eine medizinische Maßnahme, die der Zustimmung des Patienten bedarf. Und das gilt prinzipiell unabhängig von Zeit und Umständen – also auch im nicht-finalen Stadium.

(2) Gerade am Lebensende gilt es, sorgfältig zwischen Nutzen und Belastung künstlicher Ernährung für die Betroffenen abzuwägen, damit zunächst der einwilligungsfähige Patient bzw. sein Betreuer und Angehörige angemessen aufgeklärt werden können, um eine gute Entscheidung treffen zu können und damit vor allem dem Patienten selber u.U. eine schwere Belastung durch die künstliche Ernährung erspart bleibt.

(3) Wenn ein Patient nicht mehr einwilligungsfähig ist, aber eine Patientenverfügung errichtet hat, so haben sich Betreuer und Ärzte/Pflegende an die entsprechende Verfügung zu halten, wenn sie auf den Fall zutrifft und nicht in Rechte Dritter eingreift.

Sollte keine entsprechende Verfügung vorliegen, dann ist der mutmaßliche Wille des Patienten zu eruieren. Sollte der Betreuer und sollten Angehörige nicht in der Lage sein, entsprechend Auskunft zu geben, dann ist im Sinne des Wohles für den Patienten zu entscheiden.

(4) Es kann aber zu einem Konflikt zwischen Patientenautonomie und Fürsorge bei Ärzten, Pflegenden und Angehörigen kommen. Die Verfügung des Patienten, unter keinem Fall künstlich ernährt zu werden, auch wenn eine günstige Prognose besteht, wird zu Recht von anderen als Suizidverlangen verstanden und kann mit deren moralischen Überzeugungen kollidieren – auch mit denen von Einrichtungen in kirchlicher Trägerschaft, die sich in besonderer Weise dem Schutz des menschlichen Lebens, auch an seinem Ende, verpflichtet wissen. Ärzte, Pflegende und Angehörige dürfen nicht gegen den ausdrücklichen Willen von Patienten handeln, sie sind aber auch nicht einfach deren Willen ausgesetzt, wenn damit Gewissensüberzeugungen tangiert werden.[42] Natürlich können Institutionen und Einrichtungen der Kranken- und Altenpflege nur Leitlinien aber kein Gewis-

---

Lippe). Die Texte sind auf den Homepages der jeweiligen Landesärztekammern zugänglich.
[42] Auf diesen Sachverhalt verweist u.a. Franz-Josef Bormann, Selbstbestimmung bis zum Schluss? Chancen und Grenzen von Patientenverfügungen, in: ThQ 191 (2011) 169-181, bes. 172–178; ferner: Dietmar Mieth, Grenzenlose Selbstbestimmung? Der Wille und die Würde Sterbender, Düsseldorf 2008, bes. 94–114.

sen haben, wohl aber deren Mitarbeiter.[43] Die persönliche Gewissensüberzeugung von Ärzten und Pflegenden rechtfertigt zwar nicht, dass sie sich über den tatsächlichen oder vorausverfügten oder mutmaßlichen Willen des Patienten hinwegsetzen; sie dürfen nicht gegen den Willen des Patienten tätig werden. Wohl aber können sie unter gegebenen Umständen die Behandlung bzw. Pflege verweigern. Und entgegen der Auffassung von Birnbacher kann es weder moralisch noch rechtlich einen Anspruch auf Suizidbeihilfe gegenüber Ärzten, Pflegenden oder Angehörigen geben – auch nicht in der terminalen Phase des Lebens. Diese Forderung widerspricht im Übrigen auch der derzeit geltenden Rechtslage.

(5) Entgegen der häufig vertretenen Auffassung, das „Dritte Gesetz zur Änderung der Betreuungsrechts" vom 1. September 2009 habe Rechtssicherheit und damit auch einen größeren Rechtsfrieden geschaffen, bleibt zu konstatieren, dass durch die starke Betonung der Patientenautonomie und durch den völligen Verzicht auf eine Reichweitenbegrenzung keineswegs die Probleme des Umgangs mit vorausverfügten oder aktuellen Suizidwünschen und deren Begleitung gelöst sind. Es mag sein, dass diese Problematik eine Rechtsordnung in einem pluralistisch verfassten Gemeinwesen überfordert. Nur sollte man das dann auch zugeben und nicht forsch über geäußerte Einwände und real empfundene Nöte hinweggehen.

---

[43] Vgl. Stephan Rixen, Die Gewissensfreiheit der Gesundheitsberufe aus verfassungsrechtlicher Sicht, in: Franz-Josef Bormann, Verena Wetzstein (Hg.), Gewissen. Dimensionen eines Grundbegriffs medizinischer Ethik, Berlin/Boston 2014, 65-88; Wolfram Höfling, Gewissens- und religionsfreiheitlich fundierte Profilierung kirchlicher Gesundheitseinrichtungen?, in: Gewissen, 89-99; Peter Fonk, Die Patientenverfügung und das Recht auf Selbstbestimmung – eine Herausforderung an das Gewissen von Ärzten und Pflegepersonal, in: Gewissen, 599-616.

Klaus Ruberg

(Klinische) Ernährung am Lebensende

Die Beantwortung der Frage, ob und wie lange ein schwerstkranker und sterbender Mensch ernährt werden oder eine klinische Ernährung erhalten soll, ist hochgradig konfliktbelastet. Die Angst der Angehörigen, ihn in der letzten Lebensphase verhungern zu lassen und der damit verbundene Druck zur Einleitung einer Ernährungstherapie stehen dabei oft diametral dem tatsächlichen Bedürfnis und dem Willen der Betroffenen gegenüber. Die Entscheidung, die Ernährung bzw. eine begonnene Ernährungstherapie zu beenden, zwingt alle Beteiligten dazu, sich mit dem Krankheitsfortschritt und dem nahenden Tod auseinanderzusetzen. Bei der Beachtung einiger Grundsätze kann diese Situation aber im Sinne der Lebensqualität der Patienten entschärft werden.

1. Konfliktfelder und Beteiligte in der Ernährungstherapie

Im Rahmen einer Ernährungstherapie werden die Patienten und deren Angehörigen von verschiedenen Berufsgruppen betreut. Der Stellenwert der Ernährung sowie Indikation und Umfang einer klinischen Ernährung können dabei von den jeweilig Beteiligten völlig unterschiedlich bewertet werden, ein möglicher Dissens muss unbedingt aufgelöst werden, der Wille des Patienten ist dabei entscheidend.

Im ärztlichen Bereich ist es unerlässlich, dass sich alle Behandler über das Ziel einer Ernährungstherapie einig sind. Ein Konflikt kann beispielsweise entstehen, wenn der Onkologe noch eine höherkalorische Therapie wünscht, um dem Patienten eine palliative Chemotherapie oder Bestrahlung zu ermöglichen mit dem Ziel, belastende Symptome zu reduzieren, zeitgleich Palliativmediziner oder Hausärzte aber eine niedrigkalorische Ernährungstherapie empfehlen, die sich rein an den ernährungsspezifischen Symptomen orientiert. Dies führt zu einer erheblichen Verunsicherung des Patienten und dessen Angehörigen. Vor der Festlegung der Ernährung müssen daher im obigen Fall zunächst ärztlicherseits und gemeinsam mit dem Patienten die Fragestellung des Patientenwunsches sowie Chancen und Risiken einer möglichen tumorspezifischen Therapie geklärt werden. Erst im Anschluss kann die Ernährungstherapie geplant werden, die dann von allen Beteiligten mitgetragen werden kann.

Examinierte Pflegekräfte führen Ernährungstherapien im stationären und ambulanten Bereich durch. Je invasiver eine klinische Ernährung durchgeführt wird, umso komplexer werden die Anforderungen an die Pflege. Insbesondere im häuslichen Bereich kann dies zu Problemen führen. Während eine klinische enterale Ernährung (Trinknahrung, Sondennahrung) noch verhältnismäßig einfach durchgeführt werden kann, ist eine hochkalorische parenterale Ernährung, die, gegebenenfalls pumpengesteuert, über einen zentralen Venenkatheter gegeben werden muss, sehr aufwändig. Spezialisierte Pflegedienste können diese Versorgung nicht immer flächendeckend durchführen, daher muss bei einer Planung einer Ernährungstherapie zwingend der versorgende Pflegedienst mit eingebunden werden. Da es häufig Spielraum in der Ausgestaltung der Therapie gibt, muss geprüft werden, ob diese an die Durchführbarkeit im ambulanten Bereich adaptiert werden kann, ohne im Kern die medizinischen Anforderungen zu verlassen.

Die Angehörigen wiederum stehen unter einem besonderen Druck. Sie möchten, dass alles Notwendige für den schwerstkranken und sterbenden Menschen getan wird, die Angst, ihn verhungern oder verdursten zu lassen, ist sehr groß. Erschwerend kann hinzukommen, dass die Angehörigen sich nicht immer mit der lebensbegrenzenden Erkrankung sowie dem nahenden Tod auseinandersetzen können oder wollen. Dies führt dann dazu, dass der Stellenwert der Ernährung viel höher wahrgenommen wird, als es dem tatsächlichen Bedürfnis des Patienten entspricht. Die verminderte Nahrungsaufnahme wird mit einem Fortschreiten der Erkrankung gleichgesetzt, dem es dann entgegen zu treten gilt. In der Familie können Konflikte entstehen, da der Druck auf den Patienten zunimmt, essen und trinken zu müssen, obwohl er es nicht mehr kann oder möchte oder die angebotenen Mengen einfach zu viel sind. Wird auf Geschmacks- oder Geruchsveränderungen nicht eingegangen, entstehen wiederum Konflikte, wenn das mühe- und liebevoll zubereitete Essen dann nicht eingenommen werden kann. Diese für alle Beteiligte belastende Situation muss an erster Stelle gelöst werden, sei es durch die jeweiligen behandelnden Ärzte, das Palliative-Care Team, Hospizdienste, Psychologen oder andere Professionen, die einen guten Zugang zur Familie haben. In diesem Zusammenhang muss darauf hingewiesen werden, dass für alle Beteiligte klar sein muss, dass eine einmal begonnene Ernährungstherapie auch wieder beendet werden soll, wenn die medizinische Indikation nicht mehr besteht. Insbesondere in der letzten Lebensphase ist der Stellenwert der klinischen Ernährung sehr begrenzt, bei der Beendigung einer nicht mehr indizierten klinischen Ernährung muss den Angehörigen die Angst genommen werden, dass der

Patient dann unter dem Absetzen leidet oder dies der Sterbehilfe entsprechen würde. Diese Kommunikation ist eine wichtige Aufgabe für das Behandlungsteam, vor allem für die Palliativ-Care-Kräfte, denn eine Ernährung „bis zuletzt" entbehrt jeder medizinischen Grundlage und führt nicht selten zu Nebenwirkungen, die zusätzliches Leid indizieren (z.B. Luftnot durch Lungenödeme, Übelkeit und Erbrechen durch Hirnödeme und Überernährung).

Letztlich entscheidend ist der Wille des Patienten, ob eine Ernährungstherapie durchgeführt wird oder nicht. Alle Beteiligten müssen daher Sorge dafür tragen, dass diesem Wunsch entsprochen werden kann.

2. Anorexie-Kachexie-Syndrom in der Palliativmedizin[1]

Beim Anorexie-Kachexie-Syndrom handelt es sich um eines der häufigsten Symptome in der Palliativmedizin, es beschreibt einen ungewollten Gewichtsverlust, der nicht nur durch Appetitlosigkeit ausgelöst wird. Die Patienten zeigen eine Abneigung gegen Essen und Trinken und leiden an einem raschen Sättigungsgefühl. Zusätzlich können weitere Komplikationen wie eine erhöhte Infektanfälligkeit, Muskelschwäche, Dekubiti oder soziale Isolation auftreten. Bei 30-90% aller Tumorpatienten[2] tritt das Syndrom abhängig von der Tumorart auf, zudem nehmen 55% aller Tumorpatienten ohnehin in der Krankheitsphase weniger Nahrung auf als vor ihrer Erkrankung. Die Ursachen können krankheitsbedingt (z.B. Zytokinausschüttung, Schmerzen, Mukositis, Übelkeit, Erbrechen, Mundtrockenheit, Kau-, Schluckprobleme, Magen-Darm-Störungen), therapiebedingt (z.B. Strahlen-, Chemotherapie, Arzneimittel) oder auch psychosozial bedingt sein (z.B. Aversion gegen Nahrung, Angst, Depression, Todeswunsch). Das Auftreten von Anorexie (Appetitlosigkeit) in der Sterbephase ist normal und nicht behandlungsbedürftig, im Rahmen einer Tumorerkrankung ist sie häufig Ausdruck eines Progresses.

---

[1] Nach: Langenbach R., Bausewein C., Roller S., Gastrointestinale Symptome, in: Bausewein C., Roller S., Voltz R., Leitfaden Palliative Care: 404-405, 4. Auflage 2010, Elsevier GmbH, München.

[2] Hébuterne X., Lemarié E., Michallet M., de Montreuil CB., Schneider SM., Goldwasser F., Prevalence of malnutrition and current use of nutrition support in patients with cancer. JPEN J Parenter Enteral Nutr. 2014 Feb;38(2):196-204. doi: 10.1177/0148607113502674.

2.1 Anamnese, Diagnostik

Vor der Aufnahme einer klinischen Ernährung muss eine ausführliche Anamnese und Diagnostik erfolgen, um Ursachen des Anorexie-Kachexie-Syndroms gegebenenfalls beseitigen zu können. Der behandelnde Arzt sollte ein ausführliches Gespräch mit dem Patienten und seine ihn betreuenden Angehörigen über die aktuelle Situation führen. In der Ernährungsanamnese sollten Nahrungsvorlieben und -aversionen erfragt, Geruchs-, Geschmacks- oder Kaustörungen erfasst werden. Ein wichtiges Instrument ist die Einführung eines Ernährungstagebuches, um Nahrungsaufnahme und Gewohnheiten transparent darstellen zu können. Dies hilft nicht nur den Behandlern, sondern vor allem auch dem Patient und seinen Angehörigen, die aktuelle Nahrungsaufnahme realistisch einschätzen zu können. Unter Umständen ist die Zufuhr unter palliativmedizinischen Gesichtspunkten schon völlig ausreichend und im Einklang mit der Lebensqualität des Patienten, so dass für alle Beteiligten mehr Ruhe in den Alltag einkehren kann, ohne dass weitere Maßnahmen ergriffen werden müssen.

Mögliche Ursachen müssen auf eine ausreichende Behandelbarkeit hin geprüft werden. Liegen der Anorexie und Kachexie beispielsweise Schmerzen, Übelkeit, Erbrechen, Diarrhoe, Obstipation, Mucositis oder Stomatitis zugrunde, handelt es sich um Symptomkomplexe, die auf eine medikamentöse Therapie in der Regel gut ansprechen. Verengungen im Magen-Darm-Trakt sind zum Teil durch kleine invasive Maßnahmen (Stent-Anlage) soweit zu beheben, dass eine orale Nahrungsaufnahme wieder möglich wird. Laborparameter wie Blutzucker, Calcium, Harnstoff, Leberenzyme und Albumin werden überprüft, um stoffwechselbedingte Ursachen zu identifizieren, des Weiteren erfolgt eine körperliche Untersuchung (Inspektion Mund/Rachenraum, Auskultation Herz, Lunge, abdominale Untersuchung).

Bei ursächlichen Problemen mit dem Kauapparat sollte ein Zahnarzt hinzugezogen werden, der eine Sanierung des Zahnstatus prüfen oder Zahnprothesen anbieten kann.

Insbesondere wenn die Kachexie nicht behandelt werden kann, soll von häufigen Gewichtskontrollen abgesehen werden, da dies die Not des Patienten nur verstärkt.

2.2 Grundlagen der Therapie von Anorexie, Kachexie

Im Rahmen der Therapie der Grunderkrankung soll frühzeitig darauf geachtet werden, dass einer Anorexie oder Kachexie durch Behandlung sekundärer Ursachen vorgebeugt wird. Wenn Ursachen bereits vorliegen, sollen diese behandelt werden, sofern dies möglich ist.

Im Rahmen der Ernährungsberatung soll darauf geachtet werden, dass den Patienten kleinere Mahlzeiten über den Tag verteilt angeboten werden, diese sollen zudem appetitlich angerichtet sein, Wunschkost soll ermöglicht werden. Einen großen Stellenwert hat das Essen in Gesellschaft, um für die notwendige Ablenkung zu sorgen und den Patienten vor Isolation zu bewahren.

Zur Behandlung von Anorexie und Kachexie können auch medikamentöse Maßnahmen geprüft werden (z.B. die Gabe von Glucocorticoiden), diese müssen aber engmaschig auf ihren Therapieerfolg und mögliche Nebenwirkungen hin überprüft werden.

Ist Durstgefühl das Leitsymptom, so muss an eine ausreichende Mundpflege gedacht werden. Eine trockene Mundschleimhaut löst ein quälendes Durstgefühl aus, eine Ernährungs- oder Infusionstherapie beseitigt dieses nicht. In die regelmäßige Mundpflege können wiederum die Angehörigen gut eingebunden werden.

Im Rahmen der Aufklärung von Patienten und Angehörigen muss allen Beteiligten deutlich gemacht werden, dass der tatsächliche Energiebedarf im Krankheitsverlauf abnimmt (u.a. durch eine verringerte Aktivität und Abnahme der Muskelmasse). Durch eine gutgemeinte Überernährung können wiederum belastende Symptome entstehen. Der Patient erhält die Erlaubnis, auch weniger essen zu dürfen, dies ist eminent wichtig, um Druck von ihm und den Angehörigen zu nehmen. Der Wunsch der Angehörigen, dem Patienten etwas Gutes zu tun, sollte auf Aspekte außerhalb der Nahrungsaufnahme gelenkt werden, das Verbringen von gemeinsamer Zeit, beispielsweise durch Vorlesen, ist oftmals hilfreicher als das frustrane Zubereiten und Anreichen der Nahrung. Auch muss die Ernährungsberatung darauf hinwirken, dass keine Krebsdiäten oder extreme Diätprogramme durchgeführt werden, da dadurch wiederum Mangelerscheinungen und Nebenwirkungen provoziert werden können.

Bei bestehendem Behandlungswunsch, ohne zwingende medizinische Indikation, sollte zunächst geklärt werden, ob ein belastendes Symptom wie Hunger oder Durstgefühl bzw. Schwäche vorliegt, welches durch eine Ernährungstherapie positiv beeinflusst werden kann. Differenziert werden muss im Gespräch unbedingt, ob der Behandlungswunsch als Ausdruck der Hoffnung auf Heilung artikuliert wird. Das Gespräch über die Ernährungssituation ist häufig Anlass, grundsätzlich über die Prognose und den nahenden Tod zu sprechen. Die

Frage, „für wen ist wichtig, dass der Patient isst", muss mit allen Beteiligten geklärt werden.

Wenn eine Ernährungstherapie begonnen wird, soll mit allen Beteiligten auch über die Beendigung gesprochen werden, um eine belastende Therapie bis in den Tod zu verhindern.

Die Energiezufuhr richtet sich in der Palliativmedizin ausschließlich nach der Symptomkontrolle, der Patient ist immer in die Zeitfenster und verabreichten Mengen der Ernährungstherapie eingebunden, sein Wille ist der Maßstab für alle Maßnahmen.

3. Stufen der klinischen Ernährung

Wenn eine klinische Ernährung unumgänglich ist, muss darauf geachtet werden, dass aufwändige, invasive Maßnahmen, wie eine parenterale Ernährung, erst dann zum Tragen kommen, wenn alle anderen Möglichkeiten ausgeschöpft sind oder aus medizinischen Gründen nicht angewendet werden können.[3] Dies ist insbesondere dann der Fall, wenn der Magen-Darm-Trakt erheblich beeinträchtigt ist, z.B. durch eine ausgedehnte Metastasierung mit Passagestörungen oder einem Darmverschluss, der nicht beseitigt werden kann.

TPE

Parenterale + (minimale) enterale Ernährung

Orale + unterstützende enterale oder parenterale Ernährung

Normalkost / Sondenkost Speisenanreicherung u. Diätberatung

Abb.: Stufenplan der klinischen Ernährung, nach Sonnabend U., 2014, Wesseling.[4]

---

[3] Weimann A., Schütz T., Lipp T., Lochs H., Ockenga J., Sieber C., Bischoff SC, Oral Nutritional Supplements for Adult Outpatients – An Algorithm. Aktuel Ernahrungsmed 2012;37:282–286
[4] TPE: Totale Parenterale Ernährung

3.1 Nahrungsanreicherung

Neben den oben bereits angesprochenen Ernährungsberatungsmaß-
nahmen können die Nahrungsmengen, die noch aufgenommen werden können, mit Nährstoffsupplementen kalorisch angereichert werden. Damit kann der Patient seine Lebensqualität beim Essen weitestgehend erhalten, seinen Gerichten werden beispielsweise
geschmacksneutrale Trinknahrung bzw. Pulver mit Kohlehydrat-
oder Proteinkonzentraten beigemischt. Die Hersteller dieser Supple-
mente bieten zudem Rezeptbücher an, um krankheitsadaptierte, kalorisch angereicherte, aber dennoch appetitliche Gerichte zubereiten zu
können.

3.2 Enterale Trinknahrung

Trinknahrungen enthalten eine vollständige Ernährung in den unterschiedlichsten Ausführungen (z.b. mit/ohne Ballaststoffe, fettfrei,
lactosefrei) und in den unterschiedlichsten Geschmacksrichtungen
(z.b. süß, herzhaft, fruchtig). Auch die Kaloriendichte variiert, es
können 1-2,4 kcal pro ml Trinknahrung zugeführt werden. So kann
mit relativ kleinen Volumina eine meist ausreichende Nährstoffzu-
fuhr sichergestellt werden. Da sich das Geschmacksempfinden
krankheits- oder therapiebedingt verändern kann, sollte der Patient
die Möglichkeit erhalten, aus einer Auswahl an Trinknahrungen die
für ihn passende aussuchen zu können. Vorteile sind eine kosten-
günstige, orale Zufuhr, eine geringe Komplikationsrate und vor allem
die Tatsache, daß der Patient diese klinische Ernährung autonom und
selbstbestimmt durchführen kann. Nicht angewendet werden kann
die Trinknahrung, wenn der Magen-Darm-Trakt erheblich beeinträchtigt ist (z.b. Ileus-, Subileus-Symptomatik, Peritoneal-Karzi-
nose). Problematisch ist die orale Nahrungsaufnahme grundsätzlich,
wenn Übelkeit, Erbrechen fortbestehen oder die Patienten an Appetitlosigkeit, Schluckstörungen oder schwere Geschmacksveränderungen leiden. Hier sollte zuvor versucht werden, diese Symptome ursächlich zu beseitigen.

3.3 Anlage von Ernährungssonden

Die Anlage von Sonden zu enteralen Ernährung bei terminal Erkrankten ist sehr umstritten. Die Sondenernährung steigert bei diesen
Patienten nicht die Lebensqualität[5], auch ein Benefit ist nicht zu erzie-

---

[5] de Ridder M., Sondenernährung steigert nur selten die Lebensqualität. Dtsch Ärz-
tebl. 2008;105(9):A449-51.

len. Eine Ausnahme können reversible Schluckstörungen sein, die mit einer Sondenanlage kurzfristig überbrückt werden können. Auch gilt bei der ärztlichen Beratung von Patienten und Angehörigen bei bestehendem Therapiewunsch, alle Beteiligte umfassend aufzuklären und wiederum zu prüfen, ob Hunger und Durst nicht auf anderen Wegen gestillt werden können. Im Gegensatz dazu werden Sonden (transnasal oder im Rahmen einer perkutanen endoskopischen Gastrostomie (PEG)) in der Palliativmedizin angelegt, um bei Darmobstruktionen Sekret ablaufen zu lassen und damit Übelkeit und Erbrechen zu lindern, eine Ernährung findet darüber nicht statt („Entlastungs-PEG"). Im Sinne der Lebensqualität können diese Patienten aber kleine Mengen essen und trinken und damit wieder ein Geschmackserlebnis haben, weil die Nahrung anschließend über die Sonde wieder ausgeschieden wird und keine belastenden Symptome verursacht.

3.4 Parenterale Ernährung

Bei einer parenteralen Ernährung werden sämtliche Nährstoffe als Infusion verabreicht. Diese Maßnahme soll nur ergriffen werden, wenn alle anderen Ernährungstherapien nicht ausreichen oder durchgeführt werden können. Aufgrund der Stoffmenge der Substrate (Osmolarität) müssen normo- und höherkalorische Infusionsregime über zentralvenöse (Dauer-)Katheter gegeben werden. Niedrigkalorische Regime können zwar über periphere Venenverweilkatheter appliziert werden, allerdings ist dies aufgrund der Komplikationsrate im ambulanten Bereich kaum durchführbar. Daher wird im häuslichen Bereich die parenterale Ernährung fast ausschließlich über zentralvenöse implantierte Dauerkatheter (z.B. PORT-Katheter) verabreicht. Die Versorgung der Katheter und die Verabreichung der Infusion erfolgt durch spezialisierte Pflegedienste, je nach Anforderung über eine Schwerkraftinfusion oder aufwändiger über elektronische Infusionspumpen. Es gibt verschiedene Fertigbeutelsysteme, die alle benötigten Nährstoffsubstrate beinhalten, in Einzelfällen kann auch ein individuelles Compounding in spezialisierten Apotheken oder Herstellungsbetrieben notwendig werden. Ein erheblicher Nachteil ist der Zeitaufwand für den Patienten. Da die Nährstoffsubstrate unmittelbar in den Blutkreislauf verabreicht werden, muss dem Körper genügend Zeit gegeben werden, diese zu verstoffwechseln. Eine zu schnelle oder zu hochkalorische Infusion erzeugt erhebliche Nebenwirkungen wie Übelkeit, Erbrechen, Schüttelfrost, Hyperglykämie oder Ödeme. Der Patient muss daher mit einer Infusionsdauer mindestens über Nacht, oftmals 12-14 Stunden und mehr rechnen. Damit wird dem Patienten und seinen Angehörigen wertvolle Zeit genommen, mit den pflegerischen Maßnahmen können dies schnell 15 Stunden des Tages, gebunden an die Infusionstherapie, sein. Daher ist diese Maßnahme mit Bedacht zu wählen. Wenn eine geringe enterale Ernährung noch möglich ist, soll die parenterale Ernährung z.b. mit Trinknahrung kombiniert werden, um die Kalorienzufuhr über die Infusion und damit die Infusionszeit zu verringern.[6] Gleichzeitig findet durch die enterale Nahrungszufuhr eine Ernährung der Darmmucosa statt, so dass diese wichtige Immunbarriere des Körpers erhalten bleibt.

Komplikationen können sowohl metabolisch oder volumenbedingt auftreten (z.B. Hyperglykämie, Hypertriglyceridämie, Elektrolytverschiebungen, Ödeme, Übelkeit, Erbrechen), aber auch katheterassozierte Komplikationen sind möglich (z.b. Katheterverschlüsse, Infektionen, Paravasate).

4. Ernährung in der Terminalphase

In der Terminalphase ist das primäre Ziel die Linderung von Beschwerden. In der Sterbephase haben die Patienten keinen Hunger oder Appetit mehr, eine bewusste oder unbewusste Verweigerung der Nahrungsaufnahme ist als Zeichen der Würde und Autonomie der Patienten zu akzeptieren. Eine (klinische) Ernährung ist zu diesem Zeitpunkt nur selten indiziert. Wichtig ist, dass spätestens jetzt mit den Beteiligten über das Beenden der Infusionstherapie gesprochen wird.

5. Flüssigkeitsgabe in der Terminalphase

Analog der Ernährung ist auch die Flüssigkeitsgabe immer eine Einzelfallentscheidung. Oftmals ist das Durstgefühl der Patienten durch eine sorgfältige Mundpflege zu beseitigen, da eine trockene Mundschleimhaut häufiger die Ursache ist als ein langsam zunehmendes Flüssigkeitsdefizit. Im Zweifel kann versuchsweise über 24 oder 48 Stunden eine Elektrolytlösung infundiert werden. Wenn keine Besserung der Beschwerden erfolgt (z.B. Durstgefühl, Unruhe, Delir, Muskelkrämpfe, Kreislaufstörungen), so kann die Maßnahme wieder beendet werden.

---

[6] Alt-Epping B., Lübke HJ., Parenterale Ernährung, in: Aulbert E., Nauck F, Radbruch L. Lehrbuch der Palliativmedizin: 338-346, 3. Auflage 2012, Schattauer GmbH, Stuttgart.

6. Fazit

Unter Beachtung der Grundsätze einer abgestuften Ernährungstherapie können die Folgen von Anorexie und Kachexie gemildert werden. Notwendig ist eine ausführliche Kommunikation zwischen allen Beteiligten, die genaue Anamnese der Ursachen, die Festlegung von realistischen Therapiezielen unter Beachtung von Lebensqualität, Patientenwille und Patientenwürde. Andernfalls kann eine oftmals gut gemeinte Ernährungstherapie die Lebensqualität der Schwerstkranken und Sterbenden erheblich zusätzlich beeinträchtigen und ihre wertvolle Zeit zunichtemachen.

Harald-Robert Bruch

Parenterale Ernährung am Lebensende beim Erwachsenen aus internistisch-onkologischer Sicht

1. Zusammenfassung

Die parenterale Ernährung am Lebensende von erwachsenen Krebspatienten ist aus Sicht des internistischen Onkologen zur Symptom-
linderung bei Kachexie, Schluckstörung, Resorptions- und Assimilationsstörung von Nahrung angezeigt. Im Rahmen der onkologischen
Therapie sind Nebenwirkungen wie Schleimhautschäden (Mukositis)
und Durchfälle (Diarrhoe) durch eine parenterale Ernährung, bei ab-
sehbar grundsätzlich prognostisch günstigem Verlauf, ausgleichbar.
Bei ungünstiger Prognose, ohne kurzfristig zu erkennende Verbesserung durch parenterale Ernährung oder bei Beginn der Terminalphase ist aus onkologischer Sicht eine Sinnhaftigkeit für eine parenterale
Ernährung am Lebensende nicht gegeben.

2. Indikationen

Die Krebsmedizin (Onkologie) hat in den letzten Jahren neben tumorspezifischen Verfahren, wie Chemo- und Antikörpertherapie, neben den Standardverfahren Operation und Bestrahlung auch palliativ-
medizinische, supportive Verfahren in ihr Behandlungsspektrum integriert. Dies gilt insbesondere bei ernährungsmedizinischen Frage-
stellungen, wie der Unter- und Mangelernährung (Kachexie) durch
den Tumor oder die Behandlung, und bei tumorassoziierten Erkrankungen, wie Schluckstörungen, Resorptionsstörungen und Assimilationsstörungen.

Auch therapiebedingte Komplikationen, wie Entzündungen der
Schleimhäute im Bereich von Mund und Darm, mit der Folge der
Schluckstörung und des Durchfalls, sind klassische Indikationen für
die überbrückende parenterale Ernährung im Rahmen der internistischen Onkologie, auch am Lebensende.

Allerdings ist einzuschränken, dass eine grundsätzliche Aussicht auf
Erfolg mit diesen überbrückenden Maßnahmen bestehen soll. Diese
wird durch eine kurzfristige Überbrückung im Rahmen von wenigen
Wochen bzw. durch das Vorhandensein einer Tumorbehandlung mit
der Möglichkeit des Lebenserhalts definiert. Sollte die Verbesserung
nicht innerhalb von drei Monaten zu erzielen sein oder ein derartiger
Lebenserhalt durch eine tumorspezifische Therapie grundsätzlich

nicht verfügbar sein, sollte eine parenterale Ernährung aus internistisch-onkologischer Sicht nicht erfolgen.

Als Beispiele für die genannten Situationen gilt z.B. die Unter- oder Mangelernährung bei fortgeschrittener Organmetastasierung, wie einem Leberbefall. Sollte eine spezifische Tumortherapie zur Verfügung stehen, z.B. eine Chemotherapie bei Metastasen eines kleinzelligen Bronchialkarzinoms oder eines hämatologischen Tumors wie eines Non-Hodgkin-Lymphoms, besteht eine hochgradige Aussicht, durch die tumorspezifische Therapie die Krankheit vollständig zurückzubilden. In diesem Zusammenhang ist dann eine ergänzende, begleitende oder vorbereitende parenterale Ernährung, bei fortgeschrittener Auszehrung durch den Tumor, ein klassisches Beispiel der parenteralen Ernährung in der Hand des internistischen Onkologen. Sollte allerdings eine fortgeschrittene Tumorerkrankung, wie z.B. ein Bauchspeicheldrüsenkrebs oder ein nichtkleinzelliges Bronchialkarzinom vorliegen, so ist die Aussicht auf eine signifikante Verbesserung der Tumorsituation und ein Lebenserhalt so gering, dass die Indikation zur ergänzenden parenteralen Ernährung bei Tumorauszehrung äußerst eng gestellt werden sollte.

Bei Schluckstörungen, z.B. durch Tumoren im Hals-Nasen-Ohren-Bereich oder eine entsprechende Chemo-/Strahlentherapie in diesem Gebiet, ist eine überbrückende parenterale Ernährung klassischerweise für wenige Wochen hinreichend, um zu einer Heilung der Schleimhaut im Hals-Nasen-Ohren-Gebiet zu führen. Sollte allerdings ein nichtkurabler, fortgeschrittener Tumor mit ungünstiger Biologie in diesem Bereich vorliegen, sollte die Indikation zur entsprechenden parenteralen Ernährung wiederum eng gestellt werden.

Bei Resorptions- und Assimilationsstörungen, z.B. im Rahmen des Befalls des Magen-Darm-Traktes durch einen hämatologischen Tumor wie ein Non-Hodgkin-Lymphom, besteht, aufgrund der Möglichkeit der Heilung der Erkrankung durch eine tumorspezifische Therapie, eine sehr gute Indikation zur parenteralen Ernährung parallel zur tumorspezifischen Therapie. Allerdings handelt es sich hier um einen seltenen Fall, in der Regel kommt es zur parenteralen Ernährung bei Resorptions- und Assimilationsstörungen eher bei Wegfall der Resorptionsfläche, wie dem Kurzdarm-Syndrom nach Entfernung von Darmanteilen, so dass weniger als 1 m Dünndarm verbleibt. In diesen Fällen ist allerdings das Lebensende nicht erkennbar, und es besteht die Indikation für die lebenslange, optimale totalparenterale Ernährung.

Neben den genannten Indikationen ist es allerdings so, dass Gewichtsverlust bei Tumorpatienten sehr häufig auftritt, auch wenn keine Schleimhautschäden oder Resorptionsstörungen bestehen. Durch diesen ungewollten Gewichtsverlust im Rahmen der Appetitlosigkeit, Geschmacksveränderungen und der Umstellung des Ernährungsverhaltens wird die Lebensqualität der Tumorpatienten reduziert und die Lebenszeitprognose im Grundsatz verschlechtert. Bei zusätzlicher, tumorspezifischer Behandlung der Patienten in bereits katabolem Status, wird das Problem allgemein verschärft. Daher ist es allgemein üblich, eine Ernährungstherapie bei Patienten mit Tumorkachexie intuitiv durchzuführen, um den tumorassoziierten Gewichtsverlust und die dadurch bestehende Einschränkung der Lebensqualität zu behandeln.

Allerdings muss eingeräumt werden, dass ein solcher routinemäßiger Einsatz der Ernährung, insbesondere der parenteralen Ernährung, bei Krebspatienten in der wissenschaftlichen Literatur kontrovers diskutiert wird. Nicht alle Patienten mit Krebs oder krebsassoziiertem Gewichtsverlust profitieren von einer derartigen ernährungsmedizinischen Unterstützung. Bei einigen Untersuchungen ist sogar der Vergleich von parenteraler Ernährung und deren möglichen Risiken zum Nachteil der parenteralen Ernährung ausgefallen.[1]

Daher sind die Leitlinien in Europa und Amerika[2] wie auch die Deutsche Gesellschaft für Ernährungsmedizin[3] gegen eine routinemäßige Anwendung von parenteraler Ernährung bei einer fortgeschrittenen Tumorerkrankung. Allerdings wird die parenterale Ernährung bei den oben dargestellten Indikationen, wie Schluckstörung bei Kopf-/Hals-Tumoren, stattgehabter Therapie mit Komplikationen, insbesondere Radiotherapie, gastrointestinalen Resorptions- und Assimilationsstörungen, häufig bei gastrointestinaler Obstruktion, von den wissenschaftlichen Gesellschaften in Europa und Amerika unterstützt.

Nicht erwähnt wurde bisher der Sonderfall der Stammzelltransplantation, die in der Regel allerdings nicht am Lebensende, sondern beim therapiefähigen Patienten im zweiten Lebensdrittel durchgeführt

[1] Koretz R.L., Avenell, A., Lipmann, T.O., Does nutrition affect clinical outcome? AJGastroenterol 2007; 102 (2):412.
[2] Bozzetti, F., Arends, J., Lundholm, K., Guidelines on parenteral nutrition: nonsurgical oncology, Clin Nutr 2009; 28 (4:445); A. S. P. E.N. Clinical guidelines, nutrition support therapy during adult anticancer treatment, JPEN J Parenter Nutr 2009; 33(5):472.
[3] dgem.de/material/pdfs/19%20Nichtchirurgische%20Onkologie.pdf.

wird. Bei Schleimhautschäden oder Durchfällen besteht hier eine klassische Indikation für die überbrückende parenterale Ernährung. Nochmals hinweisen möchte ich auf die Tatsache, dass die parenterale Ernährung bei der Mehrzahl der Tumorpatienten nicht zu einer Verlängerung der Überlebenszeiten führt und in der Regel einen supportiven, symptomlindernden Charakter hat. Ursächlich hierfür ist in der wissenschaftlichen Forschung die Freisetzung von Eiweißstoffen im Rahmen von fortgeschrittenen Tumorerkrankungen, die durch die Ernährungstherapie nicht kompensiert werden kann.[4] Allerdings sind die Tumorpatienten dort nicht schlechter gestellt als Patienten mit anderen schweren Erkrankungen, wie auch z.b. Demenzpatienten. Erneut betonen möchte ich die Möglichkeit der parenteralen Ernährung in dem hochselektierten Patientengut mit oben genannten Voraussetzungen, wie z.b. einer Resorptions- oder Assimilationsstörung bei einem behandelbaren Tumor und einer günstigen Prognose. Allerdings ist ein routinemäßiges Ernähren von Patienten mit inkurablen, fortgeschrittenen Tumoren mit deutlich ungünstiger Prognose heute, wie auch in den Leitlinien der Fachgesellschaften dargestellt, auch in der wissenschaftlichen Literatur abgebildet und unserer eigenen 20-jährigen onkologischen Erfahrung nach, nicht zu favorisieren.[5]

Die Diskussion des jeweiligen Einzelfalls mit dem Patienten, dem Behandlungsteam und den Familienangehörigen stellt eine fordernde Aufgabe an den behandelnden Arzt dar, um überzogene Erwartungen nicht aufkommen zu lassen und entsprechende Komplikationsmöglichkeiten vom Patienten fern zu halten.

3. Durchführung und Probleme

Vor Einleitung einer parenteralen Ernährung sollte klinisch die Unter- oder Mangelernährung festgestellt werden. Ergänzende technische Verfahren, wie Gewichtskontrolle, Körperzusammensetzungsverfahren (Bio-Impedanz), BMI-Bestimmungen unter Zugrundelegung von Gewicht und Körpergröße, sind hilfreich, aber nicht hinreichend in der Literatur belegt.

---

[4] Dunlop, R.J., Campbill C.W., Cytokines and advanced cancer, J Pain Symptom Manage 2000; 20 (3):214.

[5] Brard, L., Weitzen, S., Strubel-Lagan, S.L. The effect of total parenteral nutrition on the survival of terminally ill ovarian cancer patients. Gynecol Oncol 2006; 103 (1):176; Hoda, D., Jatoi, A., Burnes, J., Should patients with advanced, incurable cancers ever be sent home with total parenteral nutrition? Cancer 2005; 103 (4) 863.

In der Regel erfolgt die parenterale Ernährung zentralvenös über ein implantiertes Portsystem in eine Vene, die in die obere Hohlvene mündet. Hierzu ist eine Operation im Rahmen einer Kurznarkose oder einer Lokalanästhesie erforderlich. Es bestehen also die Risiken der Operation und der Narkose. Darüber hinaus besteht ein Risiko der Infektion, einschließlich der Sepsis, die in selektionierten Fällen unter 5% der beschickten Portsysteme liegen sollte. Eine entsprechende Schulung von Patient und Angehörigen sowie Pflegepersonal bei Verwendung von Portsystemen ist unabdingbar, da sonst die Rate der portbedingten Infektionen deutlich steigt. Alternative Zugangswege über zentrale Venenkatheter, implantiert unter die Haut, haben den Nachteil der Infektion der Eintrittsstelle, da keine schützende Barriere mittels Haut über dem Zugang liegt. Diese Zugangswege werden daher in der Regel in der Kinderonkologie, aber selten auch in der Erwachsenenonkologie verwendet.

Eine zentralvenöse Kalorienzufuhr ist aufgrund der fehlenden Möglichkeit der hochkalorischen Kaloriengabe über periphere Venenzugänge notwendig. Es haben sich zwischenzeitlich mittellange Kanülen herausgebildet, die allerdings keinen entscheidenden Vorteil aufweisen.

Als Alternative zur zentralvenösen parenteralen Ernährung hat sich die enterale Ernährung mittels Fertigtrinklösungen („Astronautenkost") oder Stärke- sowie Proteinergänzungspulver zum Unterrühren unter Milch oder Joghurt, soweit eine Schluckfähigkeit oder Resorptionsfähigkeit vorhanden ist, entwickelt. Sollte dies nicht der Fall sein, ist bei Erhalt der Resorption auch ein Zugang über einen Magenschlauch im Sinne einer perkutanen endoskopischen Gastrostomie (PEG) oder einen entsprechenden Zugang in den Dünndarm als Jejunostomie zu überlegen. Die letztgenannten Zugangsmöglichkeiten haben allerdings auch das Risiko der Infektion, insbesondere im Rahmen der Katheterdurchtrittsstelle und ein weiteres Komplikationspotential bei Dislokation des Schlauchs. Die Applikation der in den Magen oder Dünndarm implantierten Sonden kann heute neben endoskopischer Implantation auch durch Direktpunktion unter sonographischer Kontrolle erfolgen.

Im Allgemeinen ist allerdings aus ernährungsmedizinischer Sicht die enterale Ernährung der parenteralen Ernährung, aufgrund der physiologischen Zusammensetzung der enteralen Ernährungslösungen, vorzuziehen, wo immer dies aus medizinischer Sicht geht. Die Durchführung der parenteralen Ernährung erfolgt in der Regel über Fertigbeutel, die nicht individuell auf den Patienten angepasst werden. Dies liegt darin begründet, dass eine Mangelsituation an Zusätzen erst bei einer langfristigen Ernährungsdauer eintritt und eine abweichende individuelle Zusammensetzung der Ernährungskomponenten nur im seltenen Fall bei Stoffwechselstörungen zu berücksichtigen ist. Insofern ist das individuelle Mischen von Ernährungslösungen (Compounding) in Deutschland signifikant rückläufig und wird auch von den Kostenträgern aufgrund seines deutlich höheren Aufwandes nicht favorisiert.

Die Applikation der in der Regel über mindestens elf Stunden erfolgenden totalparenteralen Ernährung via Portsystem, kann tagsüber oder nachts erfolgen. Der Nachteil der tagsüber erfolgenden Infusion ist die Abhängigkeit vom Ernährungsbeutel, wenngleich er inzwischen auch mittels Rucksack transportabel ist. Die nächtliche Ernährung hat den Nachteil des nächtlichen Wasserlassens, die für viele ältere und gebrechliche Patienten ein deutliches Hindernis mit Sturzgefahr darstellt. Eine ambulante Applikation der parenteralen Ernährung, unterstützt durch Familie, ist in der Regel möglich. Allerdings ist eine initiale Schulung durch Pflegepersonal wünschenswert. Auch ein 24-Stunden-rufbereiter Pflegedienst ist angezeigt. Eine dauerhafte Pflegeversorgung ist aus sachlichen Gründen nicht erforderlich, allerdings sollte der Wechsel der Huber-Nadel zur Beschickung des venösen Portsystems unter ärztlicher Aufsicht vom geschulten Pflegepersonal durchgeführt werden.

Neuere Entwicklungen favorisieren, soweit möglich, auch die Kombination aus den genannten Verfahren der parenteralen Ernährung und der enteralen Ernährung, wo immer dies aus medizinischer Sicht möglich ist. Auf Details wird hier bewusst nicht eingegangen.

Bei Übertritt von der Phase der spezifischen Tumorbehandlung bzw. palliativ-medizinischen Symptomkontrolle in die Lebensendzeitphase, ist aus onkologischer Sicht eine Begrenzung des parenteralen Ernährungsumfangs erforderlich. Dies kann durch Begrenzung der Kalorienzahl wie auch des Volumens erfolgen. Die psychologischen Implikationen, insbesondere für den pflegenden Angehörigen, sind immens. Eine entsprechende Kommunikation und Aufklärung darüber, dass der Patient in dieser Phase keinen bedeutsamen Kalorienumsatz mehr hat, ist notwendig, um ein Vorenthalten von „notwendiger" Nahrung nicht zu suggerieren. Auch die Verminderung der Flüssigkeitsmenge muss entsprechend kommuniziert werden, da in der Regel nicht das Durstgefühl, sondern der trockene Mund den Patienten quält. Hier ist eine entsprechend geeignete Mundpflege unter Anleitung von Pflegepersonal für die Angehörigen hilfreich.

Ein vollständiger Verzicht auf die parenterale Ernährung in der Terminalphase ist zwar im Regelfall medizinisch indiziert, jedoch in der Behandlungssituation der vorbestehenden parenteralen Ernährung trotz Kommunikation häufig nicht durchsetzbar. Oft sind dann Lösungen, z.b. von 500 ml Glukose 5% zentralvenös, als verbleibende Infusionstherapie zu geben, um psychologische Momente bei den Patienten und Angehörigen adäquat zu berücksichtigen.

Karola Selge

Das Verständnis von Selbst und Würde in der letzten Lebensphase

Im März 2012 bittet eine Internistin um die Mitarbeit meines Pflegedienstes bei der Betreuung einer 68-jährigen, stark abgemagerten
Frau, die zum Zeitpunkt der Untersuchung lediglich 37,5 kg wiegt
und nur sehr wenig oder gar keine Nahrung zu sich nimmt, da – wie
sich im weiteren Verlauf herausstellt – Küche und Kühlschrank nicht
mehr in ihrem Gedächtnis verankert sind. Auch besteht eine Hyper-
tonie, die aus internistischer Sicht medikamentös behandelt werden
muss. Die tägliche Einnahme des Medikaments soll durch den Pflegedienst gewährleistet werden. Ebenso drängt die Fachärztin für
Neurologie und Psychiatrie auf die Einnahme von Medikamenten, die
der Bildung von Stenosen vorbeugen sollen, und diagnostiziert des
Weiteren ein dementielles Geschehen und eine Depression.

Der Auftrag an den Pflegedienst ist von den Fachärztinnen klar formuliert und der Umsetzbarkeit steht nach Ansicht des Pflegedienstes
nichts im Wege, allerdings ist es die Patientin selbst, die eine Betreuung durch die Pflegedienstmitarbeiterinnen ablehnt. Wegen der
akuten Lebensgefahr wird daraufhin der Verfahrensweg einer Gesetzlichen Betreuung beschritten, doch Frau Schmidt[1] fertigt die psychiatrische Gutachterin, die unangemeldet bei ihr erscheint, kurzerhand
zwischen Tür und Angel ab.

Obgleich aufgrund der fachärztlichen Untersuchungen das Unterge-
wicht Frau Schmidts als lebensbedrohlich eingeschätzt werden muss
und auch die zuständige Betreuungsstelle der Stadt den ausgezehrten
körperlichen Zustand, die kognitiven Ausfälle und beträchtliche Lü-
cken bei der situativen und zeitlichen Orientierung und bei der Fähigkeit, die finanziellen Angelegenheiten zu regeln, protokolliert, hat
Frau Schmidt – so könnte man sagen – selbst keinerlei Krank-
heitseinsicht. Aber es ist auch eine andere Deutung möglich, nämlich
die, dass hier ein Mensch in der letzten Phase seines Lebens um
Selbstbestimmung und Würde ringt. Dabei darf es wohl als tragisch
bezeichnet werden, dass ausgerechnet das Insistieren Frau Schmidts
auf das Grundrecht des kranken Menschen, sein Leben nach seinen
eigenen Wünschen und Vorstellungen zu gestalten, zu einem zu frühen Tod führen könnte, denn bis die Pflegedienstmitarbeiterinnen

---

[1] Name wurde geändert.

endlich eine Vertrauensbasis herstellen konnten, wog Frau Schmidt nur noch 34 kg.

So ist zu fragen, wie eine Balance zu finden ist zwischen dem Anspruch der Betroffenen auf Selbstbestimmung und der aus der Ethik erwachsenen Pflicht einer menschlichen Gemeinschaft, den Einzelnen in seiner (dementiellen) Not nicht sich selbst zu überlassen.

1. Die Fokussierung auf den freien Willen bei Demenz

Bei der Suche nach dieser Balance entschieden sich im vorgestellten Fall die zuständige Richterin, die Verfahrenspflegerin und die schon erwähnte psychiatrische Gutachterin gegen eine gesetzliche Betreuung, indem sie auf den freien Willen Frau Schmidts, mit dem diese jede Art der Betreuung ablehnte, verwiesen und ihn als bestimmend anerkannten.

Es würde den vorgegebenen Rahmen sprengen, wollte man an dieser Stelle die konträren Vorstellungen über den freien Willen in der Philosophie und der Psychologie auch nur ansatzweise wiedergeben. Doch kann so viel gesagt werden, dass gegenwärtig im neurobiologischen Diskurs jene Forscher und Forscherinnen tonangebend sind, die „das Gefühl, bei der Willensbildung und der Handlungsentscheidung frei zu sein, [als] eine Illusion"[2] benennen. Der menschliche Wille ist nach diesem Verständnis ausschließlich durch die hirnphysiologischen Vorgänge determiniert. Ungeachtet solcher Forschungsergebnisse schlossen sich die am Verfahren der Gesetzlichen Betreuung beteiligten Personen den erarbeiteten und publizierten Richtlinien verschiedener Gremien für den Umgang mit hilfe- und pflegebedürftigen Menschen an und damit auch jener Richtung neurobiologischer Forschung, die Wolfgang Tress formuliert: „Wir [haben] zum Vollzug unseres gemeinsamen Lebens keine andere Möglichkeit, als in unseren Mitmenschen Personen zu sehen, die in ihrem Wollen und Handeln frei sind, einfach weil wir anders mit ihnen [...] nicht konstruktiv zusammenleben können."[3] Ganz in diesem Sinne heißt es auch in der zwischen 2006 und 2008 in Kraft getretenen Behindertenrechtskonvention der Vereinten Nationen, dass „die Selbstbestimmung der Betroffenen umfassend zu respektieren [sei]. Ihre Ziele und Wünsche

---

[2] Roth, Gerhard (2004): Das Problem der Willensfreiheit, Information Philosophie 5/2004, http://www.sprache-werner.info/Das_Problem_d_Willensfr. 1996, 04.02.2013, 4.

[3] Tress, Wolfgang (2007): Trotzdem: Willensfreiheit! in: Wolfgang Tress (Hrsg.): Willensfreiheit zwischen Philosophie, Psychoanalyse und Neurobiologie, Göttingen, Vandenhoeck & Ruprecht: 65–68, 65f.

seien zur Gewährleistung einer möglichst unabhängigen Lebensführung zu berücksichtigen [...]."[4] Ebenso fokussiert auch die 2005 vom Bundesministerium für Familie, Senioren, Frauen und Jugend und vom Bundesministerium für Gesundheit verabschiedete „Charta der Rechte hilfe- und pflegebedürftiger Menschen" auf deren Willens- und Entscheidungsfreiheit[5]. Noch detaillierter beschäftigte sich der Deutsche Ethikrat 2012 mit der Frage nach der Selbstbestimmung bei Demenz und bietet damit zugleich eine Basis, um sich in Frau Schmidt einzufühlen und sich ihr geistig und emotional an die Seite zu stellen.

Mit der Bestimmung seiner selbst, so schreibt er, zeige der Mensch, wie er sich selbst begreife und wie er von anderen erkannt werden möchte. Der Einzelne gelange zur Autonomie, indem er „sich in der Erkenntnis einer gegebenen Handlungslage sowie in einer realistischen Einschätzung seiner eigenen Möglichkeiten als ‚Gesetzgeber' seines eigenen Handelns begreift"[6]. Hierin würden sich die Freiheit des Menschen und seine darin begründete Würde zeigen.

Sein Argument „für die Achtung vor der Selbstbestimmung des Einzelnen auch im Falle der Demenz"[7] leitet der Ethikrat, nach seinen eigenen Worten, aus der großen Tradition des philosophischen und psychologischen Denkens ab. Dementsprechend definiert er das Selbst als dasjenige, „was der Mensch in sich selbst als empfindendes, fühlendes, erkennendes und steuerndes Zentrum begreift."[8]

Für das Verständnis von Selbst und Demenz aber ist in einem ganz entscheidenden Maße die nachfolgende Beobachtung von Bedeutung: Das Selbst ist „nicht auf Kognitionen oder Denkvorgänge, wie rationales Erkennen, Einordnen, logisches Operieren und Schlussfolgern, beschränkt, sondern umfasst grundlegende emotionale und verhaltensbezogene Orientierungen und Grundstimmungen."[9]

An dieser Prämisse ändert sich auch dann nichts, wenn die Erkrankung fortschreitet, denn „das Selbst muss nicht als unveränderliche metaphysische Substanz einer Person angesehen werden; es kann im Leben vielen Wandlungen unterworfen sein, ohne an der rechtlichen

---

[4] Deutscher Ethikrat (2012): Demenz und Selbstbestimmung. Stellungnahme, Berlin, Deutscher Ethikrat, 72.
[5] Bundesministerium für Familie, Senioren, Frauen und Jugend/Bundesministerium für Gesundheit (2009): Charta der Rechte hilfe- und pflegebedürftiger Menschen, Berlin, 3.
[6] Deutscher Ethikrat 2012, 47.
[7] Ebd., 48.
[8] Ebd., 48.
[9] Ebd., 48.

und moralischen Identität des Einzelnen etwas zu ändern. Gleichwohl bleibt es jedem [auch dem dementiell Erkrankten, K. S.] unbenommen, sein Selbst als den unsterblichen Kern des Menschen anzusehen."[10]

Das Leben nach seinen eigenen Vorstellungen zu leben, sei elementarer Ausdruck der menschlichen Freiheit. Nicht nur in den alltäglichen Entscheidungen zeige sich diese Freiheit, sondern auch bei grundsätzlichen Dispositionen. In der Freiheit der Entscheidung zeige sich auch die Würde des Menschen. Freiheit und Würde seien „unveräußerlich". Sie könnten dem Menschen „durch nichts genommen werden, auch nicht durch eine Krankheit, die ihn seiner geistigen und körperlichen Kräfte beraubt"[11].

Mitzudenken ist dabei, dass das Wollen „eine besondere Weise des *Sichzusichverhaltens* [ist]. Als Sichzusichverhalten bestimmt es das Werden des Ich. Das Ich und sein Wille verweisen durch ihr Werden aufeinander."[12] Es liegt demnach die Schlussfolgerung nahe, dass mit der Nichtbeachtung des Willens eines dementiell Erkrankten sein Ich geschwächt und seine Erkrankung vorangetrieben wird, denn das Ich wird „durch sein aktuelles Wollen fortgeführt und erweitert. [...] Sie sind so aufeinander bezogen, daß keines ohne das andere verstanden werden kann."[13]

2. Selbstbestimmung bei Demenz und die Dimension der Achtsamkeit

Die richterliche und die psychiatrische Stellungnahme zum freien Willen Frau Schmidts erscheinen nach diesen Ausführungen situationsangemessen und ethisch gerechtfertigt, und trotzdem sind sie nicht mehr als nur eine Seite der Medaille. Das wird umso deutlicher, wenn die Psychiaterin in ihrer Gutachterfunktion damit argumentiert, dass sie der Patientin sowohl die Zwangseinweisung als auch die Zwangsernährung ersparen wolle. In ihrer Argumentation verwies sie auf den freien Willen Frau Schmidts und erklärte, dass jede, die es möchte, auf Essen verzichten und als Folge verhungern könne.

Die kontinuierlich vollzogenen Schritte von der totalitären Fremdbestimmung kranker und hilfebedürftiger Menschen, wie sie in extremer Weise aus der Zeit des Nationalsozialismus bekannt ist, hin zur

---

[10] Deutscher Ethikrat 2012, 48.
[11] Ebd., 53.
[12] Ritzenhoff, Steffan (2000): Die Freiheit des Willens. Argumente wider die Einspruchsmöglichkeit des Determinismus, München, Fink, 160.
[13] Ebd., 161.

Selbstbestimmung im Rahmen eines liberalen Verständnisses, nach dem der „Wert der Persönlichkeit gegenüber den Gemeinschaftswerten"[14] betont und verteidigt wird, entsprechen der zunehmenden Demokratisierung einer Gesellschaft, jedoch werden sie fragwürdig, wenn gleichzeitig mit der Betonung des freien Willens konstatiert wird: Jeder, der es möchte, könne sich auch selbst schädigen oder sich gar umbringen. Damit kommt eine Seite des Liberalismus zum Tragen, nach der wohl „die einzelnen Individuen größtmögliche Freiheit genießen [müssen], [weil nur allein so der] größte moralische und materielle Fortschritt und das höchste Glück der einzelnen und der Gesellschaft garantiert"[15] werden können, bei der aber nicht nach denen gefragt wird, die ihre Freiheit aufgrund ihrer körperlichen oder geistigen Schwäche nicht mehr nutzen beziehungsweise durchsetzen können. Sie werden dann unter dem Postulat der Willensfreiheit unter Umständen sterbend sich selbst überlassen.

So ist weiterhin zu fragen, wo der Ausweg liegen kann zwischen einer staatlich und richterlich angeordneten Zwangsbehandlung und einer neoliberal gefärbten Gleichgültigkeit dem Nächsten gegenüber.

Am Beispiel Frau Schmidts lässt sich ein solcher Ausweg aufzeigen, denn dass es zu guter Letzt möglich wurde, helfend und lindernd in ihre Situation einzugreifen, war das Resultat bürgerschaftlichen Engagements und der zunehmenden Bereitschaft der Frau Schmidt umgebenden Menschen, den Prinzipien einer *Care*-Ethik zu folgen.

Das Menschenbild, so schreibt Klaus Dörner, habe sich auch unter dem erstmals 1961 im Bundessozialhilfegesetz zur Gesetzesnorm erhobenen Prinzip „ambulant vor stationär" geändert, nämlich weg vom isolierten Individuum der Industriegesellschaft hin zu einem Beziehungswesen, „das in einem normativen Spannungsfeld lebt, etwa mit der Trennung zwischen der Grundnorm der Selbstbestimmung und der gleichbedeutsamen Grundnorm der Teilhabe, Zugehörigkeit oder dem Grundbedürfnis nach Bedeutung für Andere"[16].

Auch Frau Schmidt musste ein Rahmen angeboten werden, in dem sie ihre Bedeutung für Andere erkennen konnte. Es war das Gefühl der Zugehörigkeit, dass sie veranlasste, zunehmend Vertrauen zum

---

[14] Streller, Justus (1955): Philosophisches Wörterbuch, begr. v. Heinrich Schmidt, 13. Aufl., neubearb. v. Justus Streller, Stuttgart, Alfred Kröner, 354.

[15] Malandrino, Corrado (1990): Liberalismus, in: Europäische Enzyklopädie zu Philosophie und Wissenschaften, Bd. 3 L–Q, hrsg. v. Hans Jörg Sandkühler, Hamburg, Meiner: 58–61, 59.

[16] Dörner, Klaus (2012): Helfensbedürftig. Heimfrei ins Dienstleistungsjahrhundert, Neumünster, Paranus, 34.

Bürgerinstitut zu fassen und einer beruflich gesetzlichen Betreuerin dieses Bürgerinstituts eher zu trauen als den Repräsentantinnen des bürokratischen Apparats. Aber erst die bereitwillige Unterstützung durch den früheren Arbeitgeber und die Anwesenheit ihrer engsten Vertrauten, einer ehemaligen Arbeitskollegin, die ihr Sicherheit vermittelt hatte, ermöglichten es ihr, das Bürgerinstitut mit einer Vollmacht über ihre Angelegenheiten auszustatten.

Der eigentliche Ort der Problemlösung ist demnach der psychische Raum, sofern in ihm die Begegnung zwischen Menschen unter Berücksichtigung der Dimension der Achtsamkeit stattfindet.

Das gilt auch für die Handlungen eines Pflegedienstes, für die Elisabeth Conradi bei der Darlegung ihrer *Care*-Vorstellungen, unter Berücksichtigung des unwiderruflichen Rechts des Kranken auf Selbstbestimmung, vier tragende Säulen benannt hat:

- Kontakt aufnehmen,
- sich einander zuwenden,
- Achtsamkeit entwickeln,
- sich zur Verbundenheit bekennen.

Diese Art der Zuwendung lässt eine Atmosphäre entstehen, in der auf der einen Seite eine ausreichende Sicherheit empfunden wird, dass Wünsche geäußert werden können und Berücksichtigung finden, und auf der anderen Seite, dass sich eine Sensibilität für den Anderen entwickeln kann, die empfänglich macht für dessen Wünsche. Besonders wichtig ist es Conradi herauszustellen, dass Care nicht als eine Tätigkeit verstanden werden darf, „die eine Person für eine andere [im altruistischen Sinne, K. S.] tut"[17], sondern eben als eine Interaktion, die von allen, die daran beteiligt sind, auch zugleich gestaltet wird. Dass die an Care-Interaktionen beteiligten Menschen über unterschiedliche Fähigkeiten und Kompetenzen verfügten und auch über ein unterschiedliches Maß an Autonomie, würde bedeuten, dass die Achtung für das Gegenüber gerade nicht an der Autonomie gemessen werden dürfe. „Vielmehr ist es notwendig, Achtung zu entwickeln, unabhängig davon, ob eine Person ihr Gegenüber als ähnlich oder als verschieden, als mehr oder weniger autonom empfindet."[18] Diese Art der Achtung nennt Conradi Achtsamkeit und führt aus: „'Achtsamkeit' drückt [...] das Anliegen aus, dass Menschen sich an-

---

[17] Conradi, Elisabeth (2001): Take Care. Grundlagen einer Ethik der Achtsamkeit, Frankfurt/New York, Campus, 46.
[18] Ebd., 55.

deren Menschen zuwenden, sie ernst nehmen, auf sie zugehen, für sie sorgen, sowie dass Menschen Zuwendung zulassen, reagieren, sich einlassen."[19] So bestand im konkreten Fallbeispiel die Zuwendung auch in der Kunst, das Bügelbrett im Wohn-/Schlafbereich zur Essenstheke umzugestalten, so dass Frau Schmidt die Nahrungsmittel immer im Blick und im Bewusstsein hatte und in kurzer Zeit 10 kg zunahm.

Die mit dem Beginn der Neuzeit entstehende Sichtweise, dass der Mensch ein bindungsloses autonomes Subjekt sei, das aus eigener Kraft sein Leben bewältigt, stellt Conradi „als einen Hinweis auf die Verneinung fundamentaler menschlicher Bezüge [und als] Ausdruck einer Leugnung des Geborenwerdens [und] der fundamentalen Angewiesenheit"[20] heraus. Stattdessen plädiert sie für eine Sichtweise, nach der das Subjekt „nur in einem Netzwerk menschlicher Beziehungen und Bindungen überleben und sich entwickeln kann"[21]. Doch nicht nur das einzelne Subjekt partizipiere in dieser Weise am gesellschaftlichen Leben, sondern sein Eingebundensein beeinflusse wiederum das gesellschaftliche Leben und die Moral.

3. Zusammenfassung

Die an den Aspekten einer Care-Ethik orientierte Versorgung Frau Schmidts, über Kontaktaufnahme, Zuwendung, Achtsamkeit und Verbundenheit, rettete diese vor dem Verhungern, weil sie auf diesem Wege im Rahmen ihrer Möglichkeiten auch weiterhin über sich selbst bestimmen und somit auch ihre Würde wahren konnte. Die Balance zwischen dem Anspruch des von Demenz Betroffenen auf Selbstbestimmung und der aus der Ethik erwachsenen Pflicht einer menschlichen Gesellschaft, den Einzelnen in seiner Not nicht sich selbst zu überlassen – nach der eingangs gefragt wurde – findet sich demnach nicht primär in den juristischen und bürokratischen Anordnungen der Zwangseinweisung und Zwangsernährung und auch nicht im Nacheifern neoliberaler Gesinnung, sondern in den nicht entfremdeten Begegnungen, also in solchen, in denen der gesunde und der kranke Mensch sich als ihresgleichen erkennen.

---

[19] Conradi 2001, 55 f.
[20] Ebd., 83.
[21] Ebd., 83f.

Renate Adam-Paffrath

Ist eine würdevolle Pflege möglich?

1. Einführung

Der folgende Beitrag befasst sich mit der Würde der professionell
Pflegenden und den zu pflegenden Menschen im ambulanten Arbeitsbereich. Dabei wird von der Überlegung ausgegangen, dass die
Durchführung einer würdevollen Pflege bei vulnerablen Menschen
eine individualethische Forderung und ein moralischer Orientie-
rungsmaßstab an das berufliche Handeln der professionellen Pflege
im ambulanten Arbeitsbereich sein kann. Demnach stellt sich die
Frage, ob eine würdevolle Pflege gewährleistet werden kann, wenn
die professionell Pflegenden ständigen Würdeverletzungen ausgesetzt
sind.

In diesem Beitrag werden anhand eines Falles aus Interviewdaten mit
professionell Pflegenden aus dem ambulanten Arbeitsbereich verschiedene Perspektiven von Würdeverletzungen in den Blick genommen. Im Anschluss daran werden die Folgen von Würdeverletzungen sowie die Voraussetzungen für eine würdevolle Pflege expliziert.[1]

2. Bedeutung des Standortes der ambulanten Pflege

Der ambulante Arbeitsbereich unterliegt im Gegensatz zur Institution
Krankenhaus oder Seniorenheim besonderen Herausforderungen.
Die professionell Pflegenden kommen als Gast in den Haushalt und
der Patient mit seinen Angehörigen bestimmen Umfang und Art der
Pflege. Dieses veränderte Machtverhältnis kann unterstützend, aber
auch hemmend für die Arbeit des professionellen Pflegepersonals
sein. Somit bestimmt der Standort, an dem die Pflege stattfindet, das
moralische Handeln der Pflegenden.[2]
Die ambulante Pflege verfügt im Gegensatz zum Krankenhaus oder
Seniorenheim nicht über einen uneingeschränkten Zugriff auf Materialien, Medikamente oder Hilfsmittel. Alle Materialien und Hilfsmittel, die in der häuslichen Pflege benötigt werden, unterliegen der Ver-
ordnungs- und Genehmigungshoheit von Ärzten und Kostenträgern.

---

[1] Adam-Paffrath, R. (2014), Würde und Demütigung aus der Perspektive professio-
neller Pflege. Eine qualitative Untersuchung zur Ethik im ambulanten Arbeitsbereich, Frankfurt am Main, Mabuse.
[2] Peter, E. (2000), The history of nursing in home. In: Nursing Inquiry, Jg. 2002, H.
9, S. 65–72.

Das bedeutet, dass eine pflegerische Versorgung erst dann stattfinden kann, wenn bürokratische Vorgaben, wie Pflegeverträge, Verordnungen, Genehmigungen von Pflegestufen erfüllt sind und eingehalten werden, um die Finanzierung der Versorgung zu sichern. Die massiven Veränderungen der Finanzierungen der Gesundheitssysteme international und in Deutschland seit Mitte der 1990er Jahre betreffen neben dem Krankenhausbereich auch den Arbeitsbereich der ambulanten Pflege, der ebenfalls von Ökonomisierung, marktwirtschaftlichem Wettbewerb sowie der Fokussierung auf die Souveränität des Kunden betroffen ist.[3] Durch die Verkürzung der Verweildauer in den Krankenhäusern kommt es zu einer massiven Verschiebung von chronisch kranken und alten Menschen in den unsichtbaren ambulanten Pflegebereich hinein. Das professionelle Pflegepersonal assimiliert in diese Haushalte mit hinein und wird dadurch in der Öffentlichkeit kaum mehr wahrgenommen.[4]

Eine weitere Folge der Ökonomisierung und Privatisierungswellen ist die Depersonalisation und Demütigung des Pflegepersonals, z.B. in der US-amerikanischen Home Care Industry. Die Übereignung vormals staatlicher ambulanter Dienste an private Krankenhauskonzerne beraubt, nach Aussage der Pflegewissenschaftlerin Tobie Olsan, das Pflegepersonal seiner Berufsidentität. Die Ausrichtung der Aktivitäten des Pflegepersonals auf Geschwindigkeit, Produktivität und Effizienz führen zu einer Mechanisierung der beruflichen Tätigkeiten. Solche Routinen widersprechen dem menschlichen Geist und der Bedeutung des Mitgefühls in der Pflege. Die Pflegepersonen fühlen sich zu austauschbaren Funktionsträgern degradiert.[5]

3. Veränderungen des ambulanten Arbeitsbereiches durch die Pflegeversicherung

Mit der Einführung der Pflegeversicherung 1995 für die ambulanten Dienste und 1996 für den stationären Bereich veränderte sich die Ar-

---

[3] Simms, M. (2003), Opening the Black Box of Rationing Care in later Life. The Care of „Community Care" Britain. In: Journal of Aging and Health, Jg. Vol. 15, H. 4, S. 713–737; Olsan T.H. (2006), „We can't be nurses anymore": The Loss of Community Health Nurses Personhood in Market Driven Health Care. In: Health care/ethics and politics, S. 116–138; Büscher, A., Horn, A. (2010), Bestandsaufnahme zur Situation in der ambulanten Pflege. Ergebnisse einer Expertenbefragung. Bielefeld. Universität Bielefeld, Institut für Pflegewissenschaft. Online verfügbar unter http://www.uni-bielefeld.de/gesundhw/ag6/downloads/ipw-145.pdf, eingesehen am 18.05.2014.

[4] Simms, M. (2003), a.a.O.

[5] Olsan, T.H.(2006), a.a.O.

beit für das professionelle Pflegepersonal in der ambulanten Pflege spürbar. Drei Schwerpunkte kennzeichnen die Veränderungen des Arbeitsbereiches: die politisch gewünschte Öffnung des Marktes zugunsten des Wettbewerbs, die verschiedenen Reformen der Pflegeversicherung, deren Focus auf die Souveränität und Selbstbestimmung des Kunden liegt, sowie die massive Ausweitung der Bürokratie.

Durch die Entstehung von marktwirtschaftlichen Strukturen mit ihren ökonomischen Begriffen wie Effizienz, Leistungssteigerung und Wirtschaftlichkeit wurde die pflegerische Arbeit mit ihrem ganzheitlichen Ansatz in Leistungskomplexe zergliedert, die nur einzeln abgerechnet werden können. In einer Bestandsaufnahme zur Situation der ambulanten Pflege in Deutschland kommen die Autoren Andreas Büscher und Anett Horn sowie auch Heiner Friesacher zu dem Schluss, dass der ambulante Arbeitsbereich durchdrungen ist von Kontroll- und Disziplinartechnologien und diese angesichts der immer komplexer werdenden häuslichen Pflegesituationen an den Bedarfen vorbeigehen.[6] Nach Aussage der Interviewpartner müssen pflegende Angehörigen oftmals ebenso unterstützt und angeleitet werden, wie die Pflegebedürftigen selbst.

Dabei wird die berechtigte Forderung nach einer würdevollen Pflege immer lauter. Zu diesem Zweck wurde im Jahr 2005 am „runden Tisch Pflege" die „Charta der Rechte von hilfe- und pflegebedürftigen Menschen" unter der Federführung des Bundesministeriums für Familie, Senioren, Frauen und Jugend entwickelt. Der Artikel 8 beschreibt das Recht eines jeden Menschen, in Würde zu sterben.

„Es soll alles getan werden, um den Sterbeprozess für sie so würdevoll und erträglich wie möglich zu gestalten"[7]

Unter anderem geht es in diesem Artikel auch um die individuelle Sterbebegleitung, die Beteiligung der Angehörigen und um die Selbstbestimmung des Patienten. Wie die Ausgestaltung eines würdevollen Sterbeprozesses im ambulanten Arbeitsbereich aussieht und von welchen Wirkmechanismen diese Ausgestaltung abhängig ist, wird in folgendem Fall dargelegt.

---

[6] Büscher und Horn (2010), ebd., Friesacher, H. (2008), Theorie und Praxis pflegerischen Handelns. Begründung und Entwurf einer kritischen Theorie der Pflegewissenschaft. Göttingen: V&R Uni-press.

[7] Vgl. hierzu: Bundesministeriums für Familie, Senioren, Frauen und Jugend (2014) http://www.pflege-charta.de/fileadmin/charta/pdf/140603_-_Aktive_PDF_-_Charta .pdf zuletzt geprüft 10.07.2014

Die folgende Geschichte ist aus Interviewdaten entnommen, die ich im Rahmen meiner Dissertation durchgeführt habe. Die Interviewpartner wurden im Verlauf des Interviews gebeten, Geschichten aus dem ambulanten Pflegealltag zu erzählen. Diese Methode verfolgte das Ziel, sich mit der eigenen Würde im beruflichen Alltag vertieft auseinander zu setzen. Alle Interviewpartner waren bereits seit über 15 Jahren in der ambulanten Pflege tätig und verfügten somit über ein breites Erfahrungsspektrum in diesem Arbeitsbereich.

Ein Interviewpartner schilderte folgenden Fall:

„Mir ist noch eine Geschichte sehr intensiv im Bewusstsein. Es ging um die Übernahme einer sterbenden Patientin aus dem Krankenhaus. Für ihre Pflege zu Hause benötigte diese Patientin auch ein Pflegebett. Ich stieß bei der Beantragung des Pflegebettes für die Patientin auf die Ignoranz der Mitarbeiter der Pflegekasse, die nicht verstanden, dass ein Pflegebett die Grundlage für eine pflegerische Versorgung ist und dessen Bereitstellung schnell erfolgen muss. Das stößt dann schon bitter auf. Und hier hat sich auch gravierend etwas in der Bewilligung der Pflegekassen geändert. Da müssen die Versicherten in Vorleistung treten bei den Sanitätshäusern, um dann im Nachhinein eventuell das notwendige Pflegehilfsmittel, was ja zur Sicherung der Pflege dient, finanziert zu bekommen.

Die Patientin war zeitweise bei Bewusstsein und durch ihre Erkrankung nicht mehr in der Lage ausreichend zu trinken, was auch in den letzten Tagen normal ist. Um ihre Situation zu lindern, wollten wir ihr subkutane Infusionen[8], die ja häufig so in den allerletzten Tagen verordnet werden, geben. Wir hatten vom Hausarzt eine entsprechende Verordnung bekommen und es war für mich unwürdig, mit der Krankenkasse um die Kostenübernahme von letztendlich einem Betrag unter zehn Euro pro Tag verhandeln zu müssen. Und das für die letzten vier, fünf Tage, die ein Mensch zu leben hat. Man muss dann in dieser Situation noch mit den Leuten unnütze Diskussionen führen und dann unter Umständen noch mal fünfzig oder sechzig Euro zusätzlich aus der eigenen Kasse bezahlen, weil die Krankenkasse die Kosten nicht übernimmt.

---

[8] Subkutane Infusionen sind Flüssigkeitsgaben (isotonische Kochsalzlösung), die knapp unter die Hautoberfläche bei sterbenden Menschen zur Symptomkontrolle sehr langsam verabreicht werden. Indikationen für solche Infusionen sind Schluckstörungen und eine mangelnde Fähigkeit zu trinken. Im Gegensatz zur intravenösen Flüssigkeitsgabe handelt es sich um eine risiko- und schmerzarme Maßnahme. (Anm. der Verf.)

Rückblickend würde ich sagen, wenn ich eine Pflegevisite bei der Patientin durchführe und stelle das und das fest, was derjenige bräuchte, muss ich es noch fünf Mal begründen, bis ich es bekomme, sei es bei der Pflegekasse, sei es bei der Krankenkasse. Wenn ein Rechtsanwalt einen Brief schreiben würde, würde das sofort erledigt. Und das ist in der Pflege nicht so. Da fühle ich mich klein, blöd und unwürdig. Das ist nur noch ein Geschacher geworden um menschliche Dienstleistung. An Körper und Seele sozusagen."

3.2 Fallanalyse aus der Perspektive der Würde der Pflegeperson

Angesichts der Tatsache, dass eine würdevolle Pflege nicht voraussetzungsfrei durchführbar, sondern auf strukturelle Ermöglichungsbedingungen angewiesen ist, werden im Folgenden die (un-)sichtbaren Würdeverletzungen entlang des beschriebenen Falls aufgezeigt.

Wie in dem Fall beschrieben, unterliegen die Entscheidungen für oder gegen pflegerische Interventionen einem *Legitimationszwang*, nicht nur gegenüber Kranken- und Pflegekassen, sondern auch gegenüber Ärzten, Prüfbehörden oder auch pflegenden Angehörigen.

Die Kategorie *Legitimationszwang* beschreibt die permanente Rechtfertigung, die von einer Pflegeperson erwartet wird, um notwendige Leistungen für die Patienten zu erkämpfen. Ferner gewinnen professionell Pflegende oft den Eindruck, dass ihnen von Seiten der Kostenträger latent unterstellt wird, Leistungen nur des Geldes wegen zu erbringen. In den unterschiedlichen, oft zeitlich wellenförmig verlaufenden und damit schwer einzuschätzende Genehmigungspraktiken der Kostenträger fühlen die Pflegekräfte sich unter dem permanenten Verdacht, die abgerechneten Leistungen vor Ort bei dem Patienten nicht vollständig erbracht zu haben.[9]"

Pflegende Angehörige werden von Kostenträgern sowie deren Prüfbehörde (MDK) oft als „Informanten" über die Pflegeleistungen benutzt. Die Kontrolle geschieht in Form des Zurückhaltens von Geldern für die Pflegedienste und dem telefonischen Nachfragen der Sachbearbeiter der Kranken- und Pflegekassen bei den Angehörigen, ob die Leistung auch wirklich vom Pflegedienst erbracht wurde. Die zwanghafte Nachweispflicht der erbrachten Leistungen lässt den Schluss zu, dass die Politik und Kostenträger den professionell Pflegenden keine Gestaltungsspielräume und Berufsautonomie zugestehen und sie damit in ihrer Expertise abwerten.

---

[9] Adam-Paffrath, R. (2014), a.a.O.

3.3 Unsichtbarkeiten und Nicht-Anerkennung

Der geschilderte Legitimationszwang ist noch mit weiteren Würdeverletzungen des professionellen Pflegepersonals verbunden, die sich auch in internationalen Studienbefunden wiederfinden.[10] Eine dieser Verletzungen ist die Nicht-Anerkennung und damit das Nicht-Ernstnehmen der fachlichen Expertise, die bei dem professionellen Pflegepersonal zu massiven Autonomiebeschränkungen in der Berufsausübung führen. Wenn man den gestellten Aufgaben nicht gerecht werden kann, kommt es zu einer Adaption der Arbeitsweise an die vorherrschenden Rahmenbedingungen, die für die Bedarfe der zu versorgenden Patienten nicht ausreicht. Mangelnder Gestaltungsspielraum in der Berufsausübung durch unpassende Leistungsvorgaben veranlasst viele professionell Pflegende zusätzliche, nicht bezahlte Leistungen und damit heimliche und unsichtbare Überstunden im ambulanten Pflegebereich zu erbringen.[11]

Auch in dem beschriebenen Fall wurden die Bemühungen des Pflegedienstes um eine adäquate Versorgung der Patientin nicht vergütet und blieben somit unsichtbar. Diese Vermittlungs- und Gewährleistungstätigkeiten der professionellen Pflege werden von der Öffentlichkeit kaum wahrgenommen. Angesichts der wachsenden Zahlen von immer komplexer werdenden Fällen in der ambulanten Pflege gewinnen diese Tätigkeiten jedoch immer mehr an Bedeutung.[12]

3.4 Ohnmacht

Die Folge von solchen Unsichtbarkeiten sind Würdeverletzungen des professionellen Pflegepersonals in Form der Verursachung von Ohnmachtsgefühlen. Dabei geht es nicht nur um die Nicht-Wahrnehmung der professionell Pflegenden im ambulanten Arbeitsbereich durch mächtige Entscheidungsträger im Gesundheitssystem. Es geht bei dieser Form von Ohnmacht um eine Art der Resignation und Ausweglosigkeit in der sich die professionell Pflegenden befin-

---

[10] Gallagher A., Li, Wainwright P., Jones I.R. Lee D. (2008) Dignity in the Care of older People – a review of the theoretical and empirica literature. In: BMC Nursing, Jg. 11, H. 7; Aronson J. und Neysmith, S. (1996) "You're Not Just In There To Do Your Work". Depersonalizing Policies and the Exploitation of Home Care Workers Labor. In: Gender and Society: official of Sociologists for Women in Society, Jg. 10, H. 1, S. 59–77.

[11] Büscher A., Horn A. (2010), a.a.O.

[12] Kumbruck Ch., Rumpf M., Senghaas-Knobloch E., Gerhard U. (2010), Unsichtbare Pflegearbeit. Fürsorgliche Praxis auf der Suche nach Anerkennung. Münster: Lit.

den, in der die Erreichung von Einflussnahme und damit der Zuge-
winn von Sichtbarkeit im Gesundheitssystem nicht möglich ist.
Die professionell Pflegenden werden nicht an strategischen Entscheidungen über die Ausgestaltung des Arbeitsbereiches einbezogen.
Diese Ohnmacht bezieht sich dabei auf die Bereiche, in denen auf
höherer Hierarchieebene von pflegefremden Personen um Leistungen mit den Kostenträgern verhandelt wird oder um gesetzliche Vorgaben, die ohne Beteiligung der berufsständischen Vertretungen des
professionellen Pflegepersonals oder der Pflegedienste auf politischer
Ebene durchgesetzt werden. [13]

3.5 Am Ende der Reihe stehen

Hinzu kommt noch der Aspekt des besonderen Standortes, den die
ambulante Pflege im Gesundheitssystem einnimmt. Zwar gilt der pa-
radigmatische Ansatz der Gesetzgebung auf dem Grundsatz
‚ambulant vor stationär‘, allerdings ist der ambulante Pflegesektor im
Vergleich zu anderen Ausgaben im Gesundheitswesen unterfinan-
ziert.[14]
So äußerten sich die Interviewteilnehmer in Bezug auf das Empfinden von Ohnmacht und der damit verbundenen Ausweglosigkeit,
dass die ambulante Pflege am Ende der Reihe im Gesundheitssystem
stehe. Diese Metapher ist in zweierlei Hinsicht verstehbar, nämlich
zum einen im Hinblick auf die chronische Unterfinanzierung des ambulanten Sektors, zum anderen in Bezug auf die Gruppe der Pflegebedürftigen, da es sich oft um alte kranke und, wie im Fallbeispiel ge-

---

[13] Adam-Paffrath, R. (2013), Die Diskurse der ambulanten Pflege in Deutschland
zum Zeitpunkt der Einführung der Pflegeversicherung 1993-1996. Herausgegeben
von http://opus.bsz-bw.de/kidoks. Online verfügbar unter http://opus.bsz-
bw.de/kidoks/frontdoor.php?source_opus=93, zuletzt aktualisiert am 01.05.2014.
[14] Für Leistungen des ambulanten Sektors des Gesundheitswesens wird am meisten
Geld ausgegeben. Schaut man auf die Zahlen, so eröffnet sich folgendes Bild: im Jahr
2006 waren das 118,6 Milliarden Euro bzw. 48,4% der gesamten Gesundheitsausga-
ben. Die Ausgaben verteilen sich wie folgt auf die einzelnen Einrichtungen: 36,4 Milliarden Euro in Arztpraxen, 15,8 Milliarden Euro in Zahnarztpraxen, 34,7 Milliarden
Euro in Apotheken, 15,5 Milliarden Euro im Gesundheitshandwerk/-einzelhandel
(z.B. Augenoptikerinnen und Augenoptiker, Zahntechnikerinnen und Zahntechni-
ker), *7,4 Milliarden Euro in Einrichtungen der ambulanten Pflege*, 1,6 Milliarden Euro in
sonstigen ambulanten Einrichtungen, vgl.: Statistisches Bundesamt (2009) Finanzierung des Gesundheitswesens; vgl.: http://www.gbeund.de/gbe10/ergebnisse
.prc_tab?fid=12012suchstring=PflegepflegerischePflegeversicherung&query_id=&spra
che=D&fund_typ=TXT&methode=&vt=&verwandte=1&page_ret=0&seite=1&p_lf
d_nr=2&p_news=&p_sprachkz=D&p_uid=gast&p_aid=13378651&hlp_nr=2&p_ja
nein=J zuletzt geprüft 2.07.2014.

schildert, sterbende Menschen handelt, deren einzige Fürsprecher oft die professionell Pflegenden sind.

Der Standort am Ende der Reihe heißt, die Erfolge, Versäumnisse oder Fehler der Akteure, die *vor* dem Ende der Reihe stehen, in der täglichen Arbeit wahrzunehmen und zu spüren. Die Konsequenzen, die sich aus dieser Form des Überblicks ergeben, müssen unter Umständen von den professionell Pflegenden für Patienten und Angehörige ausgeglichen, kompensiert oder (mit)ausgehalten werden. Dabei ist der Überblick des professionellen Pflegepersonals in der ambulanten Pflege auf das Handeln oder die Entscheidungen der Akteure, die *vor* dem Ende der Reihe stehen, noch keineswegs vollständig. Entscheidungen, die von Akteuren (Politikern, Verbandsvertretern, Geschäftsführern, Mitarbeitern von Pflegekassen) *vor* der Reihe, für eine ambulante Einrichtung getroffen werden, haben unmittelbare Konsequenzen auf die Arbeit des professionellen Pflegepersonals. Eine Beteiligung der professionell Pflegenden an diesen Entscheidungen erfolgt oft nicht und es zeigt sich an dieser Stelle wieder die Position der professionell Pflegenden am Ende der Reihe. Der Überblick des professionellen Pflegepersonals reduziert sich unter Umständen somit auf eine reine Handlungs- und Reaktionspragmatik, ohne die Hintergründe, auf die sich diese Pragmatik stützt, zu durchblicken.

3.6 Demütigung

Die Demütigung der professionell Pflegenden macht sich an der Aussage des „klein, blöd und unwürdig Fühlens" fest. Die Demütigung beinhaltet in diesem Zusammenhang neben Degradierung und Funktionalisierung die Reduktion der professionellen Pflegeperson auf die reine Tätigkeits-, Verrichtungs- und Funktionsebene. Der Reduktionismus besteht in der isolierten Betrachtung von Einzelelementen, *ohne* die Verflechtung in einem Ganzen zu betrachten. Arno Anzenbacher erklärt den Reduktionismus durch den Aufschwung der Naturwissenschaften und der „Mathematisierung" von Phänomenen. Dabei wird versucht, immer mehr qualitative Kategorien messbar zu machen. Eine solche Entwicklung birgt die Gefahr, so wie es sich in den Arbeitsbedingungen des professionellen Pflegepersonals darstellt, voneinander abhängige Bedingungen nicht mehr in den Blick zu nehmen. Diese Denklogik wird in dem bestehenden Leistungskomplexsystem der ambulanten Pflege sichtbar. Anzenbacher beschreibt dies so: „Die ‚exakt' gewordene Naturwissenschaft erkennt die Natur unter dem Aspekt der Messbarkeit. Ihr methodischer Zugriff bringt die Natur bloß in der thematisch reduzierten und methodisch abstrakten Form eines mathematischen Modells in Sicht. Die Natur ist jedoch kein mathematisches Modell."[15] Evelin Gerda Lindner beschreibt die Demütigung als universelle und einfache Idee, nämlich, dass etwas ‚heruntergedrückt', ‚heruntergehalten' oder zu einem Objekt und Werkzeug erniedrigt werden kann.[16] Diese Form der Reduktion wird durch die Funktionalisierung der professionell Pflegenden zu Erfüllungsgehilfen des bestehenden Systems erkennbar. Die Folge davon ist der Verlust von Würde, und zwar nicht nur bezogen auf die individuelle Person, sondern auch auf das Profil der Profession Pflege.

In dem vorliegenden Fall zeigt sich die Demütigung in der Funktionalisierung der professionellen Pflege. Dabei geht es um die Aufrechterhaltung und Manifestation eines Systems, das an den eigentlichen Bedarfen der pflegebedürftigen und sterbenden Menschen vorbeigeht. Um adäquate Pflegearbeit leisten zu können, bedarf es einer Vertrauensbasis zwischen den professionell Pflegenden und den Betroffenen. Der Aufbau einer vertrauensvollen Beziehung zwischen professionell Pflegenden und Pflegebedürftigen ist unter den jetzigen Arbeitsbedingungen jedoch kaum möglich. Die Reduktion der Pflege auf die reine Funktion als Arbeitskraft zerstört die Sinnstiftung in der pflegerischen Arbeit. Durch diese Zerstörung wird die Notwendigkeit pflegerischen Handelns permanent in Frage gestellt. Hinzu kommt der Aspekt des „Nicht-Ernst-genommen-Werdens", der eine tiefe Demütigung darstellt.[17]

4. Schlussfolgerungen

Die Durchführung einer würdevollen Pflege ist nicht voraussetzungsfrei möglich. Sie ist an individuelle und strukturelle Bedingungen geknüpft. Würdevoll pflegen zu können stellt Anforderungen an die Gesundheitspolitik, Institutionen (Kostenträger, Ärzte, Pflegeeinrichtungen) und ebenso an die professionellen Pflegepersonen.

Im Folgenden werden einige Bedingungen für die Durchführung einer würdevollen Pflege sowohl aus der individual- und sozialethischen Perspektive ausgeführt.

---

[15] Anzenbacher, A. (1999), Einführung in die Philosophie. 7. Aufl. Freiburg: Herder.
[16] Lindner, E. G. (2005), Die Psychologie der Demütigung. Herausgegeben von Punktum. Fach- und Verbandszeitschrift des Schweizerischen Berufsverbandes für Angewandte Psychologie. Online verfügbar unter http://www.sbap.ch/aktivitaeten /pdf/preis/publ-PsychologieDerDemuetigung.pdf, zuletzt geprüft am 17.06.2014.
[17] Adam-Paffrath, R. (2014), a.a.O.

In den Interviews mit den professionell Pflegenden wird deutlich, dass die Würde der Pflegebedürftigen als innewohnender Wert zwar anerkannt ist, aber dass die Verwirklichung dieses Wertes auch abhängig ist von dem Selbstwertgefühl der Pflegepersonen.[18] Sich in der Berufsrolle gedemütigt, nicht ernst genommen oder wahrgenommen zu fühlen, hängt zum einen mit der Vertretung des Berufsverständnisses nach außen zusammen und zum anderen mit der Art und Weise, wie sich dieses Berufsverständnis im täglichen Handeln wiederfindet. Die berufsethische Bildung und Festigung ist nach den Ausführungen von Heike Baranzke gebunden an die individualethische Grundsatzentscheidung, sich als Person von anderen Menschen ansprechen zu lassen.[19]

In ihrer Studie zur Würde alter und sterbender Menschen in Pflegeheimen beschreibt die Pflegewissenschaftlerin Sabine Pleschberger,[20] dass die Mitarbeiter in der Situation, in denen sich die Bewohner bzw. Bewohnerinnen in Seniorenheimen befinden, wenig Begründungen und damit Ansatzpunkte für die Würde der Betroffenen erkennen. Daraus resultiert ein Bildungsdefizit, wie in den Interviews ebenfalls deutlich wird.

Phänomene wie die Schutzlosigkeit und das Ausgeliefertsein des professionellen Pflegepersonals in demütigenden und würdeverletzenden Situationen und die daraus entstehende Ohnmacht erfordern Auseinandersetzungen mit dem professionellen Berufsverständnis und der Haltung dazu. Der selbstverpflichtende Moment für das professionelle Pflegepersonal gegenüber der eigenen Würde bedeutet an dieser Stelle „aus dem Grau" hervorzutreten und „persönliche Bildungsoffensiven zu starten", so wie es ein Interviewpartner ausdrückte. Die vielen unsichtbaren, aber dennoch wichtigen Tätigkeiten im Arbeitsalltag des ambulanten Pflegepersonals, die es den betroffenen Menschen erlauben, so lange wie möglich zu Hause zu bleiben und dort würdevoll zu sterben, müssen berufspolitisch von der Pflege selbst auf höhere Ebenen in das Sichtfeld der Politik und Gesellschaft gebracht werden.

---

[18] Andrew Sayer (2007) erwähnt in diesem Zusammenhang den bivalenten Charakter der Würde, die Abhängigkeit der Würde von sich und dem Gegenüber. Dignity at Work: Broadening the Agenda. In: Organization, H. 14, S. 565–581.
[19] Baranzke, H., in: Joerden J.et al; Menschenwürde Quo vadis? (2012), Menschenwürde in der Pflegebeziehung-Sondierungen auf der Grenze zwischen Ausschluss und Vereinnahmungen Bielefeld, Nomos.
[20] Pleschberger, S. (2007), a.a.O.

Um die Frage zu beantworten, ob eine würdevolle Pflege unter den derzeitigen Rahmenbedingungen überhaupt durchführbar ist, müssen auf der sozialethischen Ebene entsprechende Ermöglichungsbedingungen geschaffen werden. Die Verletzungen der Würde des professionellen Pflegepersonals werden an den vorherrschenden Strukturen, gesetzlichen Rahmen- und Marktbedingungen sowie asymmetrischen Machtverhältnissen innerhalb der Arena der Akteure im Gesundheitswesen deutlich. Gleichzeitig gibt es implizite Erwartungshaltungen in Gesellschaft und Politik, dass die Würde von vulnerablen Menschen geachtet werden soll.[21] Der Aufbau von Beziehungen und Vertrauen, die Vermittlungs-, Gewährleistungs- und nicht zu zuletzt die Gefühlsarbeit sind bedeutsame Kernbestandteile der pflegerischen Arbeit.[22] Eine Ignoranz und Missachtung dieser Bestandteile zerstört die wesentliche Sinnstiftung der professionellen Pflege. Die Bereitschaft und Motivation, in die ambulante Pflegearbeit einzusteigen, war für die interviewten professionell Pflegenden die Gestaltungsmöglichkeit, die sie in diesem Arbeitsbereich zu Beginn ihrer Tätigkeit hatten. Dieser Gestaltungsspielraum verlor sich jedoch weitgehend mit der Einführung der Pflegeversicherung.

Dabei ist der Dialog zwischen Autonomie und Fremdbestimmung in einem Arbeitsbereich ein Gradmesser für die Würde.[23] Wachsende Bürokratie, eng getaktete und künstlich zerteilte Tätigkeiten verletzen die Berufsautonomie der professionell Pflegenden. Der wichtige Aspekt des Kümmerns, gerade um Menschen in existentiellen Lebenskrisen, kann in solchen Strukturen nur mit einem Höchstmaß an Kompensationsfähigkeit, Stichwort heimliche Überstunden des professionellen Pflegepersonals, erfolgen. Missmanagement, Autono-

---

[21] S. auch verschiedene Berufkodizies der Pflegeberufe, Leitbilder von verschiedenen Pflegeeinrichtungen, Charta der hilfe- und pflegebedürftigen Menschen sowie das Grundgesetz mit folgenden Ausführungen: Der Art. 74 Abs. 1 Nr. 19 GG regelt folgende Inhalte zu denen auch die Pflegeberufe zählen: „Maßnahmen gegen gemeingefährliche oder übertragbare Krankheiten bei Menschen und Tieren, Zulassung zu ärztlichen und anderen Heilberufen und zum Heilgewerbe sowie das Recht des Apothekenwesens, der Arzneien, der Medizinprodukte, der Heilmittel, der Betäubungsmittel und der Gifte." Andere Heilberufe bedeutet hier „Ausübung der Heilkunde im Sinne dieses Gesetzes ist jede berufs- oder gewerbsmäßig vorgenommene Tätigkeit zur Feststellung, Heilung oder Linderung von Krankheiten, Leiden oder Körperschäden bei Menschen, auch wenn sie im Dienste von anderen ausgeübt wird." Vgl. http://www.gesetze-im-internet.de/gg/BJNR000010949.html zuletzt geprüft am 20.06.2014.
[22] Hochschild A.R. Neckels.,Von Kardorff E. (2006), Das gekaufte Herz. Von der Kommerzialisierung der Gefühle, Frankfurt New York, Campus.
[23] Sayer A., a.a.O.

miebeschränkungen, mangelnde Beteiligung an Entscheidungsprozessen, die den ambulanten Arbeitsbereich betreffen, führen zu Demütigungen und Würdeverletzungen.[24] Eine respektlose Vereinnahmung und menschenwürdeverachtende Instrumentalisierung kann die professionell Pflegenden sowie die Pflegebedürftigen als geteiltes Schicksal treffen, sie ist das Resultat einer verdinglichenden ökonomischen Rationalität und gedankenloser Bürokratie, die keinen Gestaltungsspielraum in der Begegnung zwischen den Beteiligten zulässt.[25]

Um eine würdevolle Pflege durchführen zu können, bedarf es Institutionen und Strukturen, die nicht demütigen. Sie sind die Grundvoraussetzung für die Achtung der Würde. Nach den Ausführungen von Avishai Margalit sollte es in einer ‚anständigen Gesellschaft‘ keine Institutionen geben, die demütigen. Beispielsweise basiert der Auf- und Ausbau von ‚Feudalbürokratien‘ auf unpersönlichen Grundsätzen, deren Folge eine Depersonalisierung der Menschen ist und diese zu Nummern degradiert.[26]

In einer weiteren Betrachtung kommt noch die Perspektive der Arbeitsrechte hinzu. Diese sind eng verbunden mit den Menschenrechten und die Würde in der Arbeit ist ein fundamentaler Wert für die Entwicklung der Gesellschaft.[27] Dabei gewinnt der Gedanke „warum die Würde und warum jetzt?" mit Blick auf die massiven Veränderungen in der Arbeitswelt eine neue Dynamik. Politische Debatten um Mindestlöhne (die auch seit 01.08.2010 in der ambulanten Pflege eingeführt wurden)[28], sogenannte prekäre Beschäftigungsverhältnisse, Leiharbeit und Lohndumping, in denen das Thema der Würde der arbeitenden Personen kaum eine Rolle spielt, verschleiern die strukturellen Würdeverletzungen.

Erst mit würdevollen Rahmenbedingungen im ambulanten Arbeitsbereich, die Kreativität und Stolz auf den Beruf fördern und stärken, ist auch eine würdevolle Pflege möglich.

---

[24] Hodson R., Dignity at Work (2001), New York, Oakleigh, Madrid, Cambridge, Cambridge University Press; Bolton C.S. (2007) Dimensions of Dignity at Work, Oxford, Burlington Elsevier Ltd.; Benoit C., Halgrimsdottir, H. (2011), Valuing Care Work, Comparitive Perspectives, Toronto, Buffalo, London, University of Toronto Press.

[25] Baranzke H. in Joerden J.et al (2012), a.a.O.

[26] Margalit A. (2012), Politik der Würde. Über Achtung und Verachtung. 1. Aufl. Berlin: Suhrkamp.

[27] Bolton C.S. (2007), a.a.O.

[28] Es wurde eine Beschlussempfehlung des Ausschusses für Arbeit und Soziales des Bundes umgesetzt. Es handelt sich um eine besondere Lösung für die Pflegebranche, die ab 1. Januar 2009 in Kraft trat (Bundestagsdrucksache (BT) 16/11669 und Plenarprotokoll 16/200).

Hermann Brandenburg

Herausforderungen der Palliativversorgung im Heim

Die Perspektive der Gerontologischen Pflege[1]

Sehr knappe Ressourcen prägen die Versorgung in den Heimen, und zwar nicht nur in Deutschland (Maddox & Parker 2001). Die personelle Situation ist in vielen Einrichtungen kritisch, wird sich in der Zukunft eher verschärfen (Pohl 2011). Hochaltrigkeit, Multimorbidität und Demenz charakterisieren zunehmend die Personen, die in den Heimen aufgenommen werden (Wingenfeld 2008). Darüber hinaus entwickeln sich Pflegeheime zu Orten des Sterbens (Heller & Wegleitner 2006, Wilson 2010). Eine zentrale Herausforderung bildet eine wachsende Gruppe von Menschen, die als Kandidaten für eine palliative Versorgung im Heim in Frage kommen. Allerdings sind – gegenüber dem klassischen Feld von Palliative Care im Rahmen der Hospizarbeit – unterschiedliche Ausgangslagen zu berücksichtigen: Etwa 15% der Todesfälle gehen auf onkologische Erkrankungen zurück (Froggat & Payne 2006), die Überweisung ins Krankenhaus „zum Sterben" ist in vielen Einrichtungen nach wie vor Praxis (Ewers 2006), die medizinische Betreuung erfolgt in aller Regel durch niedergelassene Allgemeinmediziner – häufig ohne spezialisierte Kenntnisse (Katz et al. 2003). Trotzdem wird die Ausweitung von Palliative Care auf geriatrische Patienten und Pflegeheimbewohnern seit längerer Zeit diskutiert (Sandgathe & Husebø 2001). Damit ist die Hoffnung auf eine Verbesserung der medizinisch-pflegerischen Versorgung in den Heimen (vor allem im Hinblick auf geriatrische, gerontopsychiatrische und palliativ-medizinische Interventionen) verbunden. Ebenfalls steigen damit die Ansprüche und Erwartungen an eine professionelle Pflege, insbesondere im Hinblick auf die Förderung der Lebensqualität und den kompetenten Umgang mit den ethischen Herausforderungen, etwa bei Problemen eingeschränkter Nahrungs- und Flüssigkeitsaufnahme. Insgesamt ist die Erwartung an eine palliative Kultur im Heim an bestimmte konzeptionelle, organisatorische und personelle Voraussetzungen gebunden. Darum soll es in diesem Beitrag gehen. Dabei steht für mich nicht zur Diskussion, ob wir einen Palliative Care-Ansatz in den Heimen brauchen – den brauchen wir!

[1] Ich danke Helen Güther für kritische Hinweise, die zur Verbesserung des Manuskripts geführt haben.

Im Kern geht es mir darum, herauszuarbeiten (und zwar aus der Perspektive der Gerontologischen Pflege, vgl. hierzu Brandenburg & Güther 2015), wie dieser Weg mit den Ansprüchen an ein gutes Heim verbunden werden kann, welche Ressourcen dafür notwendig sind und welche Grenzen und Gefahren beachtet werden müssen (siehe auch: Brandenburg et al. 2014).

1. Verständnis von Palliative Care

Die mittlerweile klassische Leitdefinition von Palliative Care seitens der WHO aus dem Jahre 2002 lautet:

> „Palliative Care is an approach that improves the quality of life of patients and their families facing the problems associated with life–threatening illness, through the prevention and relief of suffering by means of early identification and impeccable assessment and treatment of pain and other problems, physical, psychosocial and spiritual. Palliative care:
>
> provides relief from pain and other distressing symptoms;
>
> affirms life and regards dying as a normal process;
>
> intends neither to hasten or postpone death;
>
> integrates the psychosocial and spiritual aspects of patient care;
>
> offers a support system to help patients live as actively as possible until death;
>
> offers a support system to help the family cope during the patients illness and in their own bereavement;
>
> uses a team approach to address the needs of patients and their families, including bereavement counseling, if indicated;
>
> will enhance quality of life, and may also positively influence the course of illness;
>
> is applicable early in the course of illness, in conjunction with other therapies that are intended to prolong life, such as chemotherapy or radiation therapy, and includes those investigations needed to better understand and manage distressing clinical complications" (WHO 2002).

Dieses palliative Versorgungskonzept ist durch einige Besonderheiten charakterisiert: Es geht um das Abrücken vom rein akutmedizinischen, ausschließlich kurativ ausgerichteten Primat der Versorgung, insbesondere da „wo unzweideutig ersichtlich ist, dass das Grundleiden ursächlich auf keine Therapie mehr anspricht und überdies zusätzliches Leid erzeugen würde" (Remmers 2010, 118). Damit steht nicht die Lebensverlängerung, sondern die bestmögliche Lebensqualität der Betroffenen im Zentrum aller Bemühungen. Die Todesnähe allein ist dabei kein Maßstab für die Palliativbedürftigkeit, sondern „die über einen variablen Zeitraum bestehende spezifische Behandlungs- bzw. „Care"-Bedürftigkeit bei weit fortgeschrittener Multimorbidität und/oder Demenz und ihre belastenden Folgen (körperlich, seelisch, sozial, spirituell)" (Kojer & Heimerl 2010, 83). Und schließlich sind die mit dem Palliative Care Konzept verbundenen fachlichen und ethischen Anliegen an Teamarbeit gebunden. Die Rolle des multiprofessionellen Teams (Pflege, Medizin, Sozialarbeit, Seelsorge etc.) sowie die damit verbundenen Prozesse der (Selbst)-Qualifikation sind zu betonen (Böker et al. 2005). Ebenfalls ist mein Verständnis von Palliative Care an dem christlichen Kerngedanken der Hospizbewegung orientiert, dass das Leid zum Leben gehört – und von allen zu tragen ist. In einer Gesellschaft, in der alten, gebrechlichen und sterbenden Menschen suggeriert wird, sie seien eine Last, muss dem Trugschluss der augenscheinlichen Leidfreiheit – am Ende durch die Todesspritze – widerstanden werden (Graf 2006).

2. Orientierung an der Würde des Menschen

Als Leitkriterium der Praxis ist die Kategorie der Menschenwürde bedeutsam. Im klassischen Sinne, seit Mitte des letzten Jahrhunderts auch völkerrechtlich anerkannt, bezeichnet dieser Begriff einen absoluten Wert, der mit dem grundlegenden Anspruch auf Selbstbestimmung, Anerkennung und Schutz der menschlichen Person verbunden ist. Dieses Verständnis ist philosophisch und theologisch fundiert und hat Eingang in die „Allgemeine Erklärung der Menschenrechte der Vereinten Nationen von 1948" sowie in diverse berufsethische Codizes gefunden. Würde wird als „höchster ethischer Wert" (Kohler 2001, 21) oder als „fundamentales regulatives Prinzip aller ethischen Reflexion" (Knoepffler 2004, 14) angesehen und als Referenzpunkt allen positiven Rechts verstanden. Vier Bestimmungsmerkmale sind leitend: (1) Würde ist jedem menschlichen Wesen inhärent. (2) Würde stellt einen normativen Anspruch dar, der unabhängig von Kompetenzen und Lebensumständen unbedingte Geltung besitzt. (3) Würde kommt allen Menschen gleich zu. (4) Würde ist unverlierbar.

Ich betone dieses Verständnis, weil es zur Debatte steht.[2] Denn seit einiger Zeit wird – vor allem von Gerontologen, die hier stellvertretend stehen – eine andere Position favorisiert. Beispielsweise hat sich Paul Baltes, einer der großen Alternsforscher, unter dem Titel „Das hohe Alter – mehr Bürde als Würde?" (Baltes 2003) dazu geäußert. Er führt zunächst aus, dass im hohen Alter die Zahl der Menschen mit Demenz ansteigt, dass Demenzen einen „schleichenden Verlust vieler Grundeigenschaften des Homo sapiens bedeuten, wie etwa In-

---

[2] Ich folge hier der Argumentation von Heinz Rüegger (2012, 2006; vgl. zur internationalen Würdedebatte u.a. das „Dignity of Older Europeans Projekt" (z.B. Gallagher et al. 2008, Tadd et al. 2002, Woolhead et al. 2004).

tentionalität, Selbstständigkeit, Identität und soziale Eingebundenheit – Eigenschaften, die wesentlich die menschliche Würde bestimmen" (Baltes 2003, 17). Konstatiert wird „eine neue und beängstigende Herausforderung: die Erhaltung der menschlichen Würde in den späten Jahren des Lebens" (Baltes 2003, 17). Keineswegs soll an dieser Stelle der Verdienst von Baltes geschmälert oder auch nur ansatzweise ein Vorwurf erhoben werden. Ziel ist einzig und allein, auf ein Würdeverständnis hinzuweisen, dass meiner Einschätzung nach problematisch ist. Denn – bestimmend für die Auffassung von Baltes (man könnte auch an dieser Stelle andere Namen nennen) sind folgende Aspekte: (1) Würde ist kontingent. (2) Würde ist abhängig von empirischen Gegebenheiten (z.B. kognitiven Fähigkeiten). (3) Würde kommt Menschen in einem unterschiedlichen Maße zu. (4) Würde kann verloren gehen, z.b. durch Demenz oder andere altersbedingte Erkrankungen. Der Punkt ist, dass dieses Verständnis zunehmend öffentlich anerkannt wird und die Gefahr besteht, dass es die Handlungsmaximen der Verantwortlichen (auch im Gesundheitswesen) immer stärker bestimmt.

Da hinter steht ein Missverständnis, auf das Forst (2009) hingewiesen hat: Die Würdeverletzung besteht nicht in einem Zustand (z.B. der Pflegebedürftigkeit, der Demenz, des Sterbens *an sich*), sondern in *gesellschaftlichen Verhältnissen* (Prozessen, Interaktionen, Strukturen), die eine adäquate Reaktion auf diesen Zustand verhindern. Würdeverletzung ist Übergangenwerden, Nicht-Zählen, die bewusste Verletzung des moralischen Status einer Person. Unwürdig ist die Tatsache, dass wir nicht alles dafür tun, um pflegebedürftige, an Demenz erkrankte oder sterbende Menschen mit allen uns zur Verfügung stehenden Mitteln (konzeptionell, personell, finanziell etc.) zu helfen.

Die Auswirkungen – und auch hier folge ich Rüegger – wären fatal: „Wenn der Verlust von Eigenschaften wie Kognition, Selbstständigkeit und Leistungsfähigkeit mit einem Verlust an Würde gleichgesetzt wird, fallen gerade diejenigen Personen aus dem Schutzbereich der Menschenwürde und der auf ihr basierenden Menschenrechte heraus, die ihrer in besonders hohem Maße bedürfen: nämlich hochaltrige, multimorbide Pflegebedürftige" (Rüegger 2012, 253). Um es noch einmal klar zu sagen: Keineswegs soll Baltes diese Konsequenz unterstellt werden. Aber das Denken, welches sich hinter seinem Würdeverständnis verbirgt, ist letztlich kompatibel mit einer Pathologisierung, Medikalisierung und Institutionalisierung des Alters, die in unserer Gesellschaft bereits beobachtet werden kann. Und damit geht eine Entwürdigung des Alters einher, welches die Grenzen der Leistungsfähigkeit nicht als notwendige Phasen der menschlichen Existenz akzeptiert, sondern die Abweichung davon als krankhaft stigmatisiert. Gesundheits- und Schönheitswahn sowie Anti-Aging sind unreflektierte Produkte eines solchen Denkens, welches eine Kultur des ageism, der Altersfeindschaft und der Altersdiskriminierung fördert. Die mit Palliative Care beschäftigten Akteure – das ist die Konsequenz dieser Ausführungen – müssen sich dieser Entwicklung gegenüber im Klaren sein und ihr Würdekonzept kritisch reflektieren. Das betrifft u.a. die Frage, in welcher Art und Weise sie über das Alter(n) reden (Altersbild), sie in der Praxis mit alten und sterbenden Menschen umgehen (Palliative Kultur) und welche Partizipations- und Mitwirkungsmöglichkeiten sie den Betroffenen (noch) ermöglichen (Inklusion).

3. Umsetzung von Palliative Care in den Heimen

Wenn man das von der WHO formulierte Programm ernst nimmt, dann „würde eine Integration von Palliative Care in die Regelversorgung der stationären Pflegeeinrichtungen eine Transformation der strukturellen, der professionellen und ökonomischen Rahmenbedingungen in Richtung palliative Kultur bedeuten" (Heller et al. 2003, 361). Diese Veränderung betrifft weniger die Kompatibilität der Prämissen des Palliative Care-Ansatzes mit dem professionellen Auftrag der Pflege (insbesondere der Gerontologischen Pflege), sie betrifft im Wesentlichen vier Punkte, die allesamt notwendig sind.

3.1 Die Integration der Leitlinien des Palliative Care Ansatzes in ein Pflege- und Betreuungskonzept der Einrichtung

Auf diesen Punkt hat die Pflegewissenschaftlerin Annette Riedel explizit hingewiesen (vgl. Riedel 2010). Sie ist der Auffassung, dass die Komponenten eines Palliative Care Ansatzes (Symptom- und Schmerzlinderung, Beachtung spiritueller Bedürfnisse, Trauerbegleitung etc.) zum Teil eines handlungsleitenden Konzepts in der stationären Altenhilfe werden sollten. Eine inhaltliche Orientierung der Gesamtarbeit in den Einrichtungen an gesundheitlichen, sozialen, psychischen und wohn-räumlichen Aspekten des Paradigmas der „Lebensqualität" ist aus meiner Sicht sinnvoll (Brandenburg & Güther 2014). Dabei sind – orientiert an Lawton's ‚good life model' sowohl körperliche, psychische, soziale und wohn-räumliche Merkmale zu beachten. Kruse (2014, 2013, 2012) spricht von „Selbstakzentuierung" und betont – ähnlich wie Lawton – die Bedeutung einer anregenden, schützenden, motivierenden Umwelt (dazu gehören auch die fachliche und ethische Qualität medizinisch-pflegerischer Versorgung, ebenso wie die soziale und spirituelle Begleitung). Anschlussfähig an diese Auffassung sind Ansätze der Gerontologischen Pflege, die für die Begegnung zwischen Pflegenden und Pflegebedürftigen die Bedeutung von „meaning" (Sinn) betont haben. Beispielsweise sprechen Nolan und Kollegen aus Großbritannien in diesem Zusammenhang von „relationship-centred care" und betonen, dass für die Lebensqualität nicht allein die individuelle Situation berücksichtigt werden soll, sondern darüber hinaus organisatorisch-institutionelle sowie gesellschaftlich-kulturelle Einflüsse. Instrumente und Verfahren zur Erfassung der Lebensqualität sind für die stationäre Langzeitpflege verfügbar (Becker et al. 2010; Oswald et al. 2014).

Konsequenz: Palliative Care darf nicht als bloßes „add on" für spezifische Teilgruppen im Heim verstanden werden, sie muss als konzeptionelle Grundlage für die Begleitung in der letzten Lebensphase verstanden werden und mit dem Gesamtkonzept der Einrichtung insgesamt verbunden werden. Vor allem muss sie mit dem inhaltlichen Thema „Lebensqualität im Heim" in Bezug gesetzt werden. Sonst entsteht eine merkwürdige Schieflage dahingehend, dass am Ende des Lebens eine besondere Sensibilität etabliert wird, während der ganz normale Alltag zu wenig in den Blick gerät. Letztlich geht es um eine gute Pflege – von der Aufnahme ins Heim bis zum Lebensende.

3.2 Der Prozess der Organisationsentwicklung

Ziel ist die „lernende Organisation". In diesem Zusammenhang sind die Arbeiten von Heller, Pleschberger und Heimerl richtungsweisend. Sie haben immer wieder darauf hingewiesen, dass – wenn man wirklich etwas verändern will – der Blick nicht nur auf die unmittelbar Betroffenen, sondern auf Mitarbeiter, Ehrenamtliche, Leitungen (und den sie bestimmenden gesellschaftlichen Kontext) zu lenken ist. Als Strategien des „erfolgreichen Scheiterns" sind vier Fallstricke zu beachten (vgl. Heimerl 2010, 331ff.):

3.2.1 Die Umsetzung von Palliative Care wird als Frage der flächendeckenden Weiterbildung verstanden

Die Annahme ist, dass – erst wenn alle Mitarbeiter entsprechend geschult sind – eine Änderung erkennbar sein wird. Die Enttäuschung ist vorprogrammiert. Denn dann, wenn die letzten im Kurs waren, haben die ersten das Haus schon wieder verlassen. Und wenn die verschiedenen Ebenen nicht einbezogen werden, dann kann es passieren, dass Pflegende zwar gelernt haben, die Flüssigkeitssubstitution am Lebensende durch eine Spezialnadel zu verabreichen – aber die Verwaltung hat aus Kostengründen diese Nadeln gestrichen.

3.2.2 Eine Mitarbeiterin wird zur Fortbildung geschickt und erhält die Rolle der Palliativbeauftragten für das Heim

Auch dieser Weg ist letztlich zum Scheitern verurteilt, denn eine Palliativkultur kann nicht davon abhängen, wer gerade zufällig im Dienst ist oder Urlaub hat. Die Aufgaben der Symptom- und Schmerzlinderung, Trauerarbeit und Sterbebegleitung lassen sich nicht an eine einzelne Spezialistin delegieren, sondern erfordern multi- und interdisziplinäre Kooperation – und das rund um die Uhr.

3.2.3 Der Träger richtet eine Palliativstation ein

Das ist eine beliebte „Lösung" – wir beobachten diese Verführung im Umgang bei Menschen mit Demenz sowohl im Krankenhaus wie auch im Heim (special care unit). Verführung deswegen, weil damit die Organisation substantiell unangetastet bleibt. Das gilt im Kern für alle segregativen Varianten in Institutionen. Neben Fragen der Verteilungsgerechtigkeit (wer kommt wann und unter welchen Voraussetzungen auf diese Station?) stellt sich die Frage, wie es gelingt, dass das gesamte Heim von einer Palliativkultur profitiert – und nicht nur eine spezielle Station.

3.2.4 Der örtliche Hospizverein schickt einige Ehrenamtliche

Es ist für mich unstrittig, dass Palliativpflege in vielerlei Hinsicht von Ehrenamtlichen profitieren kann. Aber ich bin auch der Auffassung, dass Ehrenamtliche (oder bürgerschaftlich engagierte Personen) niemals die Profis ersetzen können. Palliativkultur gelingt nicht kostenlos. Einführung, Begleitung, Supervision sind notwendig. Auch hier ist die Verschränkung mit einem Palliative Care-Konzept der Einrichtung notwendig, damit nicht am Ende das Engagement der Ehrenamtlichen auf Unverständnis stößt oder sich Ehrenamtliche missbraucht fühlen. Abgeraten wird auch explizit davon, dass sich Pflegende – quasi nach Feierabend und ohne Bezahlung (und Ressourcen) – für eine Hospizgruppe in ihrer Einrichtung engagieren. Letztlich gehört diese Aufgabe in die Verantwortung des Managements und der Träger. Einzelaktionen werden ins Leere laufen, die fehlende ideelle und ökonomische Wertschätzung frustriert.

Konsequenz: Alle vier Strategien des „erfolgreichen Scheiterns" zeichnen sich dadurch aus, dass sie eben keine Strategien sind, letztlich Einzelaktionen darstellen. Es muss also darum gehen, die Unternehmenskultur zu verändern. Dabei kann auf Pilotprojekte, Arbeitshilfen und Verfahrensabläufe zurückgegriffen werden (vgl. zusammenfassend Alsheimer 2012). Für die Projektgestaltung werden als „Wegweiser" sieben Empfehlungen gegeben (Alsheimer 2010, 319f.): (1) Mitarbeiterorientierung, (2) Realistisch bleiben, (3) Wertschätzung, (4) Anstöße von außen (neutrale Beobachter als Moderatoren), (5) Motivation, (6) Rückendeckung durch Träger und Leitung und (7) Transparenz. Und insgesamt sind die Erkenntnisse zum „Theorie–Praxis–Transfer" zu integrieren, zu denen eine Vielzahl von empirischen Studien bereits vorliegen (vgl. aktuell hierzu: Hoben et al. 2014).

3.3 Die Beseitigung des Mangels an zeitlichen, personellen und ökonomischen Ressourcen

Ich möchte diese Herausforderung stellvertretend nur an einem Problem illustrieren – der aus meiner Sicht skandalösen Bezahlung im Pflegesektor, vor allem der Altenpflege. 48% der Vollzeitbeschäftigten in der Altenpflege, überwiegend Frauen, haben einen Monatsbruttolohn von weniger als 1.500 EUR (lt. DGB Armutslöhne), weitere 24% erzielen einen Lohn von weniger als 2.000 EUR (lt. DGB Prekärlöhne) (Goesmann & Nelle 2009). Hinzu kommen Schichtdienste, belastende Arbeitsbedingungen und eine zunehmende Funktionalisierung der Alltagsarbeit. Eine Studie aus England zeigt, wohin dies führt (vgl. Ward et al. 2008): Nur einen geringen Anteil ihrer Zeit können Pflegende für die direkte Kommunikation mit dem Bewohner aufwenden, drei Viertel der Zeit ist aufgaben- und funktionsorientiert ausgerichtet. Die aktuelle Situation im Hinblick auf den Fachpersonalmangel verschärft die Lage. Die Verantwortlichen in den Heimen, vor allem die Träger, befinden sich in einem Dilemma: Einerseits suchen sie händeringend nach qualifiziertem Personal. Andererseits werden (auch) Alternativen diskutiert, die u.a. auf eine Senkung der Fachkraftquote bzw. deren Aufweichung hinauslaufen. Nur wenige Träger reflektieren grundlegend, warum sich die (personelle) Situation in dieser Form überhaupt hat entwickeln können und welche Anteile daran „hausgemacht" sind. Und die Politik? Die in Deutschland lange dominierende korporatistische Variante ist zunehmend brüchig geworden, u.a. auch wegen der Ökonomisierung des gesamten Pflege- und Versorgungssektors nach Einführung der Pflegeversicherung Mitte der 1990er Jahre. Darüber hinaus reagiert die Politik kontraproduktiv, etwa mit der Öffnung des Pflegeberufs nach unten. Eine Anpassung an die in der EU geltenden Ausbildungsvoraussetzungen ist nicht beabsichtigt. Die Akademisierung der Pflegeberufe – diesbezüglich schlägt der Wissenschaftsrat eine Anhebung auf 20% vor – ist politisch gegenwärtig nicht durchsetzbar. Die langfristige Folge wird sein, dass der Pflegeberuf weiter an Attraktivität verliert – bei steigenden fachlichen Herausforderungen. Insgesamt dominiert eher eine symbolische Politik. Kampagnen und „Best Practice Modelle" werden gefördert, eine nachhaltige Umsetzung unterbleibt, Forschung zu langfristigen Effekten von Innovationen spielt (noch) eine randständige Rolle. Warum erwähne ich dies? Weil das auf jene Konzeptionslosigkeit – sowohl bei Trägern wie in der Politik – verweist, die wir auch häufig bei der Umsetzung von Palliative Care beklagen.

Konsequenz: Solange es nicht gelingt, adäquate Ressourcen für die stationäre Langzeitpflege verfügbar zu machen, solange wird die Umsetzung einer Palliativkultur nur in Ansätzen und modellhaft gelingen können.

3.4 Die Notwendigkeit der Einschränkung der externen Regulierung des Heimsektors und damit der Förderung des internen Qualitätsmanagements

Die Pflege in den Heimen ist ein Bereich, der zu den am stärksten regulierten Sektoren in der Bundesrepublik gehört. Der Medizinische Dienst der Krankenkassen (MDK) begutachtet aktuell mit 77 Prüfkriterien die Pflegequalität in den Heimen. Auch die Heimaufsichtsbehörden (und andere Behörden, z.B. das Gesundheitsamt) fühlen sich weitgehend einem klassischen Überwachungsauftrag verpflichtet, der immer weiter perfektioniert wird. Dabei werden festgelegte Outcomes eingefordert („Trinkprotokolle", „Schmerzassessments" etc.) und auf der „Meta-Ebene" Strukturen, Abläufe und Ergebnisse kontrolliert. Die Logik entspricht im Kern einem aktivierenden Ansatz in der Pflege, kann aber mit der Notwendigkeit des Sein-Lassens, des Abschiednehmens und des Loslassens (Akzeptanz v. Gebrechlichkeit) und einer Palliativkultur in Konflikt geraten. Der pflegerische Ethos der Praxis vor Ort wird gefährdet, interne Verweigerungsstrategien, die von US-Forschern als „paper-pencil-compliance" bezeichnet werden, können beobachtet werden. Damit ist gemeint, dass sich die dokumentierten Maßnahmen (z.B. auch zur Aufrechterhaltung der Lebensqualität) nicht an dem tatsächlichen Geschehen vor Ort orientieren, sondern an den erwarteten Standards der Prüfbehörden.

Konsequenz: Die interne Qualitätsentwicklung ist gerade wegen der Notwendigkeit eines für die Einrichtungen relevanten Konzepts von „guter Pflege" absolut vorrangig. Die externe Kontrolle muss stärker in ihrer Beratungs- und Unterstützungsfunktion akzentuiert werden. Wir erleben bereits heute eine Praxis, die zunehmend dazu tendiert, die extern vorgegebenen Vorgaben und Richtlinien z.T. kritiklos zu akzeptieren und in das eigene Pflegeverständnis zu integrieren. Kein Arzt würde sich diese Art der Kolonialisierung des eigenen professionellen Felds gefallen lassen – und zwar zu Recht! Die „Maschinisierung" der Pflege (vgl. Hülsken-Giesler 2008), von der manche sprechen, steht heute auf der Agenda.

4. Auf dem Weg zu einer Palliativkultur in den Heimen – was muss geschehen?

Warum ist es so schwer eine Palliativkultur – in dem hier verstandenen Sinne – in den Heimen zu etablieren? Erstens weil die fachliche und ethische Notwendigkeit häufig nicht gesehen wird, zweitens weil Partikularinteressen der Medizin, Pflege und anderer Berufsgruppen bedient werden und drittens weil Politik und Gesellschaft Altenpflege letztlich als zu vernachlässigende Aufgabe ansehen. Anton Aman, ein österreichischer Sozialforscher, hat dies einmal wie folgt auf den Punkt gebracht: „Wer ein Kind rettet oder jemanden nach einem schweren Unfall das Leben bewahrt, ist ein Held, wer einer todkranken Neunzigjährigen noch einige schmerzfreie und humane Momente ermöglicht, tut höchstens Normalarbeit und muss hier noch um die notwendigen Mittel kämpfen" (Amann 2004, 174.). Es geht also im Kern um eine humane Kultur des Alterns. Was ist im Hinblick auf die Palliativkultur dafür notwendig?

4.1 Individuelle Ebene

Hier geht es um Qualifikation und Engagement. Entsprechende Ansätze eines „Kompetenzprofils für die Palliative Geriatrie" liegen dazu vor (Fittkau-Tönnesmann et al. 2012). Die Pflicht zur Wissensaneignung muss betont, die Entwicklung einer professionellen Haltung eingefordert, aber auch die Notwendigkeit der Reflexion der eigenen Grenzen (von der Selbstlosigkeit zur Selbstsorge) ermöglicht werden.

Ziel ist die Entwicklung einer Kompetenz (und Haltung) im Umgang mit schwerstkranken und sterbenden Menschen, welche eine personenzentrierte Pflege (Kitwood) ernst nimmt und die Pflegenden in die Lage versetzt, mit den Prüfbehörden auf „Augenhöhe" zu kommunizieren.

4.2 Einrichtungen

Hier geht es darum – trotz der externen Zugriffe – die bestehenden Handlungspotentiale zu nutzen, auch im Hinblick auf eine Palliativversorgung. Die Entwicklung einer ‚guten' Institution (Jaeggi 2009), die ihr „Gemachtsein" kritisch reflektiert, ist wichtig. Im Vordergrund steht das interne Qualitätsmanagement (konzeptionell fundiert), nicht nur das Abarbeiten der externen Anforderungen. Die Einführung multidisziplinärer Fallkonferenzen, die Sozialraumorientierung, letztlich die Etablierung von Heimen als „örtliche Kompetenzzentren" (Klie 2014) sollten in Verbindung mit der Etablierung einer Palliativkultur bedacht werden.

4.3 Träger und Verbände

Hier geht es um den Spagat zwischen Eigenkritik und (politischem) Widerstand. Konfessionelle Träger (und Verbände) – und auf die beziehe ich mich an dieser Stelle – sind einerseits Getriebene und Treiber in Zeiten einer fortschreitenden Ökonomisierung des Pflegesektors (Sell 2009). Diese Situation muss intern (und öffentlich) zur Sprache gebracht werden, denn Palliativkultur darf nicht als „Geschäftsmodell" enden. Die Widersprüche zwischen einer am Machbarkeitsparadigma der „aktivierenden Pflege" orientierten Prüflogik und der Notwendigkeit einer palliativen Kultur müssen thematisiert werden (Giese 2012). Dazu gehören auch der politische Widerstand gegen die Regulierung der Pflegepraxis und die negativen Folgen der Ökonomisierung.

4.4 Politik

Hier geht es um die Verantwortung und Positionierung für ein ‚gutes' Altern im Sinne einer wohnortnahen, quartiersbezogenen und kleinräumigen Versorgung, auch durch Heime. Die Politik muss sich sowohl von der Alternative „ambulant vor stationär" wie auch von der zunehmenden Akzeptanz von Demenzdörfern und Demenzzentren (mit über 300 Menschen mit Demenz) verabschieden. Die Bereitstellung von mehr Ressourcen für die Langzeitpflege ist eine notwendige, aber keine hinreichende Bedingung. Mehr noch – die Bildung einer „Koalition für Exzellenz in der Langzeitpflege" (orientiert an den Entwicklungen in den USA, vgl. hierzu: Brandenburg & Schulz-Nieswandt 2014) kann ein wichtiger Beitrag für einen „culture change" in den Heimen anstoßen. Davon wird die Palliativversorgung profitieren.

4.5 Gesellschaft

Hier geht es um die Einsicht in die Notwendigkeit, dass Altern, Demenz und Gebrechlichkeit keine „inferioren" Ausdrucksformen menschlichen Lebens sind, sondern als Widerspiegelung der Verletzlichkeit der menschlichen Natur angesehen werden müssen (Kruse 2013). Die Sorge für die Schwächsten, d.h. für pflegebedürftige und schutzbefohlene alte Menschen, ist zu einer Kernfrage unserer Kultur geworden.

5. Palliative Care – ein letzter Blick auf Chancen und Grenzen

Wenn man die Entwicklung insgesamt betrachtet, dann lässt sich folgendes sagen: Es gilt die „richtige Mitte" (Aristoteles) zu finden. Und zwar zwischen zu viel und zu wenig Medizin, zu viel und zu wenig Professionalität, zu viel und zu wenig Qualitätssicherung und Management.

Dabei sollte ein realistischer Blick auf die Möglichkeiten und Grenzen von Palliative Care und auf die Gefahr einer unzureichenden Versorgung am Lebensende geworfen werden. Daher sollte alles getan werden, um die defizitäre medizinische (und pflegerische) Versorgung alter Menschen in Heimen zu verbessern. Palliativpflege kann dazu einen wesentlichen Beitrag leisten. Andererseits wissen wir aber auch, dass Palliativpflege kein „Allheilmittel" ist. Das Leben führt uns vor Grenzsituationen (Jaspers), die insbesondere in den Pflegeheimen eine ganz zentrale Herausforderung darstellen. Sie können nicht beseitigt, jedoch im besten Sinne des Wortes „bearbeitet" werden. Professionell moderierte Ethikkomitees sollten dabei genutzt werden, denn Diskussion und Entscheidungen bei den schwierigen und für uns alle letztlich unlösbaren ethischen Konfliktsituationen müssen auf mehrere Schultern verteilt werden. Es ist wichtig, soziale und zeitliche Räume zu schaffen, Entschleunigung und Frei-Räume zum Innehalten zu gewährleisten, die selbstreferentiellen Routinen des Alltags zu durchbrechen.

Bei der konkreten Umsetzung von Palliative Care sind verschiedene Maßnahmen vorgeschlagen worden (vgl. Heller & Wegleitner 2006): Der Expertenwissensansatz, der Hospizansatz, der Organisationsentwicklungsansatz, der kommunale Ansatz und der De-Institutionalisierungsansatz. Die Unterschiede liegen vor allem darin, wer, in welcher Art und Weise und mit welcher Qualifikation für den Bereich Palliative Care letztlich zuständig ist. Meiner Einschätzung nach haben alle Ansätze Vor- und Nachteile. Beispielsweise lässt sich der Expertenwissensansatz leicht kritisieren, aber ohne Expertenwissen geht es nicht. Jedoch muss die Konsequenz nicht die Etablierung von spezialisierten Versorgungseinheiten sein. Auch der De-Institutionalisierungsansatz hat vieles für sich, vor allem die Betonung der Verantwortung der Zivilgemeinde. Jedoch ist dieser Ansatz in hohem Maße voraussetzungsvoll und ein pauschales Einfordern von De-Institutionalisierung führt allzu leicht dazu, dass die Betreuung von Pflegebedürftigen letztlich dem privaten Raum und – was die tatsächliche Beteiligung weiterer informeller Helfer betrifft – dem Zufall überlassen bleibt. Palliative Care ohne institutionalisierten, fachlichen und professionellen „Background" ist letztlich nicht möglich. Noch am ehesten kompatibel mit meinen Ausführungen ist ein Organisationsentwicklungsansatz, der auch externe Kompetenzen nutzt. Die liegen z.B. vor in der Form von palliativ-geriatrischen Diensten oder von spezialisierter ambulanter Palliativversorgung für Bewohner in Pflegeheimen. Mit dieser „Mischlösung" kann einerseits die Verantwortung intern betont, aber auch von außen die notwendige Expertise, Beratung und Unterstützung eingefordert werden.

Wenn man sich die Gesamtproblematik vergegenwärtigt, dann wird noch einmal deutlich, vor welcher Herausforderung nicht nur die stationäre Altenhilfe in Deutschland steht: Sie muss die Kunst des Sterbens (Ars Moriendi) auf die Agenda rücken. Sie muss aber jede Engführung (z.B. auf eine rein medikale Ausrichtung der Palliativversorgung oder das „qualitätskontrollierte Sterben") vermeiden, denn dann „vergisst" sie, dass die Ars Moriendi gleichzeitig die Frage nach dem guten Leben ist (Brandenburg 2014, Kruse 2012).

Literatur:

ALSHEIMER, M. (2010). „Hier ist mein Zuhause zum Leben – und zum Sterben …" Hospizkultur im Pflegeheim entwickeln, in: Heller, A.; Kittelberger, F. (Hrsg.). Hospizkompetenz und Palliative Care im Alter. Eine Einführung. Freiburg i. Brsg.: Lambertus, 307–236.

ALSHEIMER, M. (2012). Hospizkultur in Einrichtungen entwickeln, in: Fuchs, C.; Gabriel, H., Raischl, J., Steil, H.; Wohlleben, U. (Hrsg.). Palliative Geriatrie. Ein Handbuch für die interprofessionelle Praxis. Stuttgart: Kohlhammer, 305–314.

AMANN, A. (2004). Die großen Alterslügen. Generationenkrieg, Pflegechaos, Fortschrittsbremse. Köln/ Weimar: Böhlau.

BALTES, P.B. (2003). Das hohe Alter – mehr Bürde als Würde? MaxPlanckForschung 2, 15–19.

BECKER, S.; KASPAR, R.; KRUSE, A. (2010). Heidelberger Instrument zur Erfassung der Lebensqualität demenzkranker Menschen (H.I.L.DE). Bern: Huber.

BÖKER, M.; GRIEßL., B.; KITTL, H. (2005). Voraussetzungen für ein Gelingen multiprofessioneller Zusammenarbeit, in: Pleschberger, S.; Heimerl, K., Wild, M. (Hrsg.). Palliativpflege (2. Auflage). Wien: facultas, 311–324.

BRANDENBURG, H. (2014). Die Wiedergewinnung des Sterbens im Zeitalter seiner technischen Machbarkeit. Jahrbuch für Religionsphilosophie (Bd. 14), Freiburg: Eigendruck, 15–40.

BRANDENBURG, H.; GÜTHER, H. (2014). Lebensqualität und Demenz. Theoretische, methodische, praktische Aspekte, in: Coors, J. & Kumlehn, M. (Hrsg.). Lebensqualität im Alter. Kohlhammer: Stuttgart, 127–149.

BRANDENBURG, H.; BODE, I.; WERNER, B. (2014). Soziales Management in der stationären Altenhilfe. Kontexte und Gestaltungsspielräume. Bern: Huber.

BRANDENBURG, H.; GÜTHER, H. (2015). Gerontologische Pflege. Grundlegung und Perspektiven für die Langzeitpflege. Bern: Huber (im Druck).

BRANDENBURG, H.; SCHULZ–NIESWANDT, F. (2014). Auf dem Weg zu einer neuen Kultur der Langzeitpflege, in: Brandenburg, H.; Güther, H.; Proft, I. (Hrsg.). Kosten Kontra Menschlichkeit. Herausforderungen an eine gute Pflege im Alter. Ostfildern: Grünewald (im Druck).

EWERS, M. (2006). Palliative Praxis: Sichtweisen und Unterstützungsbedürfnisse von Mitarbeitern der ambulanten und stationären Altenhilfe und Altenpflege. Veröffentlichungen des Instituts für Pflegewissenschaft an der Universität Bielefeld (IPW). P06–132 Bielefeld: IPW.

FITTKAU–TÖNNESMANN, B.; GRUBER, A.; REIGBER, H. (2012). Qualifizierung und Befähigung für Palliative Care in der Altenhilfe, in: Fuchs, C.; Gabriel, H.; Raischl, J.; Steil, H.; Wohlleben, U. (Hrsg.). Palliative Geriatrie. Ein Handbuch für die interprofessionelle Praxis. Stuttgart: Kohlhammer, 363–372.

Forst, R. (2009). Der Grund der Kritik. Zum Begriff der Menschenwürde in sozialen Rechtfertigungsordnungen, in: Jaeggi, R.; Wesche, T. (Hrsg.). Was ist Kritik? Frankfurt: Suhrkamp, 150-164.

FROGGAT, K.; PAYNE, SH. (2006). A survey of end-of-life-care in care homes: issues of definition and practice. Health and Social Care in the Community 14, (4), 341–348.

GALLAGHER, A.; LI, S.; WAINWRIGHT, P.; JONES, I.; LEE, D. (2008): Dignity in the care of older people – a review of the theoretical and empirical literature, in: BMC Nursing 7/1: 1–11. URL: http://www.biomedcentral.com/1472–6955/7/11 [Letzter Abruf am 20. Juli 2014].

GIESE, C. (2012). Verschobene Koordinaten: Zeit und Zeiterleben, in: Fuchs, C.; Gabriel, H.; Raischl, J.; Steil, H.; Wohlleben, U. (Hrsg.). Palliative Geriatrie. Ein Handbuch für die interprofessionelle Praxis. Stuttgart: Kohlhammer, 25–31.

GOESMANN, C.; NELLE, K. (2009). Berufe im Schatten. Die Wertschätzung für die Pflegeberufe im Spiegel der Statistik. Technische Universität Dortmund (http://www.berufe-im–schatten.de/data/statistik_pflege_1.pdf, letzter Abruf am 10. Juli 2014).

GRAF, G.; HÖVER, G. (2006). Hospiz als Versprechen. Zur ethischen Grundlegung der Hospizidee = Bundesarbeitsgemeinschaft Hospiz e.V. (Hrsg.). Schriftenreihe, Bd. IX. Wuppertal. Der Hospiz Verlag.

HEIMERL, K. (2010). Orte zum Leben – Orte zum Sterben. Palliative Care im Pflegeheim umsetzen, in: Heller, A.; Kittelberger, F. (Hrsg.). Hospizkompetenz und Palliative Care im Alter. Eine Einführung. Freiburg im Brsg.: Lambertus, 327–340.

HELLER, A.; DINGES, S.; HEIMERL, K.; REITLINGER, E.; WEGLEITNER, K. (2003). Palliative Kultur in der stationären Altenhilfe. Zeitschrift für Gerontologie und Geriatrie 36, 360–365.

HELLER, A.; WEGLEITNER, K. (2006). Palliative Care in der stationären Altenhilfe – Ansätze der Implementierung, in: Knipping, C. (Hrsg.). Lehrbuch Palliative Care. Bern: Huber, 73–80.

HOBEN, M.; BÄR, M.; WAHL, H.W. (2014). Implementierungswissenschaft in Pflege und Gerontologie: Grundlagen und Anwendung. Stuttgart: Kohlhammer (im Druck).

HÜLSKEN–GIESLER, M. (2008). Der Zugang zum Anderen. Zur theoretischen Rekonstruktion von Professionalisierungsstrategien pflegerischen Handelns im Spannungsfeld von Mimesis und Maschinenlogik. Osnabrück: Universitätsverlag Osnabrück.

JAEGGI, R. (2009). Was ist eine (gute) Institution? in: Forst, R.; Hartmann, R.; Jaeggi, R.; Saar, M. (Hrsg.). Sozialphilosophie und Kritik, Frankfurt am Main, 528–544.

KATZ, J.; PEACE, S.E. (2003). End of life in care homes. A palliative care approach. Oxford: Oxford University Press.

KLIE, T. (2014). Wen kümmern die Alten? Auf dem Weg in eine sorgende Gesellschaft. München: Pattloch.

KNOEPFFLER, N. (2004). Menschenwürde in der Bioethik. Berlin: Springer.

KOHLER, G. (2001). Daedalus oder: Science Fiction und die Erfahrung der Metaphysik. Magazin UniZürich 3, 18–21.

KOJER, M.; HEIMERL, K. (2010). Palliative Care ist ein Zugang für hochbetagte Menschen – Ein erweiterter Blick auf die WHO-Definition von Palliative Care, in: Heller, A.; Kittelberger, F. (Hrsg.). Hospizkompetenz und Palliative Care im Alter. Eine Einführung. Freiburg i. Brsg.: Lambertus, 83–107.

KRUSE, A. (2014). Was ist eine gute Institution?, in: Brandenburg, H.; Güther, H.; Proft, I. (Hrsg.). Kosten kontra Menschlichkeit. Herausforderungen an eine gute Pflege im Alter. Ostfildern: Grünewald (im Druck).

KRUSE, A. (2013). Alternde Gesellschaft – eine Bedrohung? Deutscher Verein für öffentliche und private Fürsorge. Freiburg: Lambertus.

KRUSE, A. (2012). Das Leben im Sterben gestalten. Eine kulturell-anthropologische und empirische Analyse des persönlichen und fachlichen Umgangs mit Endlichkeit, in: Kruse, A. (Hrsg.). Gutes Leben im hohen Alter. Heidelberg: AKA Verlag, 249–274.

MADDOX, I.; PARKER, D. (2001). Palliative Care in Nursing Homes, in: Addington–Hall, J.M.; Higginson, I.J. (Eds.). Palliative Care for Non–Cancer–Patients. Oxford: Oxford University Press, 147–157.

OSWALD, F.; WAHL, H.W.; ANTFANG, P.; HEUSEL, C.; MAURER, A.; SCHMIDT, H. (2014). Lebensqualität in der stationären Altenhilfe mit INSEL: Konzeption, praxisnahe Erfassung, Befunde und sozialpolitische Implikationen. Münster: Lit.

POHL, C. (2011): Demografischer Wandel und der Arbeitsmarkt für Pflege in Deutschland: Modellrechnungen bis zum Jahr 2030, Pflege & Gesellschaft, 16, (1), 36–52.

REMMERS, H. (2010). Der Beitrag der Palliativpflege zur Lebensqualität demenzkranker Menschen, in: Kruse, A. (Hrsg.). Lebensqualität bei Demenz. Heidelberg: AKA Verlag, 117–133.

RIEDEL, A. (2010). Palliative Care als konzeptionelle Grundlage für die Begleitung in der stationären Altenhilfe in der letzten Lebensphase, in: Heller, A.; Kittelberger, F. (Hrsg.). Hospizkompetenz und Palliative Care im Alter. Eine Einführung. Freiburg im Breisgau: Lambertus, 52–82.

RÜEGGER, H. (2006). „Sterben in Würde" als Auftrag menschenwürdiger Sterbebegleitung, in: Knipping, C. (Hrsg.). Lehrbuch Palliative Care. Bern: Huber. 557–563.

RÜEGGER, H. (2012). Anti–Aging und Menschenwürde. Zu einer Lebenskunst des Alterns jenseits von Leistung und Erfolg, in: Maio, G. (Hrsg.). Altwerden ohne alt zu sein? Ethische Grenzen der Anti–Aging–Medizin. München: Karl Alber, 249–272.

SANDGATHE HUSEBØ, B.; HUSEBØ, ST. (2004). Old and Given up for Dying? Palliative Care Units in Nursing Homes. Illness, Crisis & Loss 12, (1), 75–89.

SELL (2009). Das Kreuz mit dem gerechten Lohn in der Pflege. Konfessionelle Träger von Pflegeheimen agieren in Zeiten einer fortschreitenden Ökonomisierung des Pflegesektors als Getriebene und Treiber, Neue Caritas 17, 14–17.

TADD, W.; BAYER, T.; DIEPPE, P. (2002): Dignity in health care: reality or rhetoric? Reviews in Clinical Gerontology 12: 1–4.

WARD, R.; VASS, A.; AGGERWAL, N.; GARFIELD, C.; CYBYK, B. (2008). A different story: exploring patterns of communication in resential dementia care, Ageing & Society, 28, 629–651.

WILSON, S.A. (2010). Long Term Care, in: Ferell, B.R.; Coyle, N. (Eds.). Oxford textbook of palliative nursing (3rd). Oxford: Oxford University Press, 759–769.

WINGENFELD, K. (2008). Stationäre pflegerische Versorgung im Alter, in: Kuhlmey, A.; Schaeffer, D. (Hrsg.). Alter, Gesundheit und Krankheit. Bern: Huber, 370–381.

WOOLHEAD, G.; CALNAN, M.; DIEPPE, P.; TADD, W. (2004): Dignity in older age: what do older people in the United Kingdom think? Age and Ageing 33, (2), 165–170.

WORLD HEALTH ORGANIZATION (WHO)(2002). Definition of Palliative Care (http://www.who.int/cancer/palliative/definition/en/ letzter Abruf am 20. Juli 2014).

Ingo Proft

Ars moriendi – Impulse für ein Leben vor dem Tod

1. Einführung

„Tota vita meditatio mortis est." Kaum einem anderen Satz gelingt es, die zentrale Wesensgestalt der mittelalterlichen ars moriendi so gebündelt zu erfassen. Der Tod war kein Gespenst, dass am Ende des Lebens auf jeden von uns lauert, eine unüberwindliche Instanz, in der das Zerbrechen menschlicher Identität letztlich offenbar wird – der Tod war mitten im Leben präsent. Dieses Verständnis wirkt in einer modernen westlichen Kultur befremdlich, die den Tod allenfalls noch in den Medien und versprengten Ritualen am Rande der Gesellschaft erfährt. Im Mittelalter wurde das Sterben als wertvoller Teil des Lebens gesehen, stellte der Tod das Tor zum Himmel und zur ewigen Glückseligkeit, aber auch zur Hölle und zur ewigen Verdammnis dar. Ein gelingender Sterbeprozess war damit in unmittelbarer Weise heilsrelevant, bot das Sterben dem gläubigen Menschen die Möglichkeit, die eigene Lebensgeschichte abzuschließen, sich von irdischen Bindungen loszusagen und auf die Verheißung eines ewigen Lebens vorzubereiten. Mehr noch entfaltete das Wissen um die eigene Endlichkeit, verbunden mit der Angst um den jähen, den verfrühten und unvorbereiteten Tod, eine Dynamik, die mitten im Leben die Entschiedenheit einer sittlichen und damit ethisch verantwortlichen Lebensführung einforderte. Wer sich bereits im Leben auf den Tod vorbereitete, den konnte dieser nicht überraschen.[1]

2. Geschichtliche Verortung

In den letzten sechs Jahrhunderten seit Entstehung der Kultur der ars moriendi hat sich die Lebensweise als auch das Selbstverständnis der Menschen massiv verändert. An die Stelle des Menschen, der sich dem Walten Gottes in Natur, Gesellschaft aber auch in Kriegen, Hungersnöten und Epidemien anvertraut, in der Hoffnung, nach allem irdischen Leiden einen ewigen Ruheplatz im Himmel zu erhalten, ist ein Mensch getreten, dessen Fortschritts-, Machbarkeits- und Kontrollglaube fast unzerstörbar ist. Seither hat sich die durchschnittliche Lebenserwartung zwar nahezu verdreifacht. Der moderne

---

[1] Vgl. hierzu auch die Publikation von Gerl-Falkovitz, Hanna-Barbara, Eros-Glück-Tod und andere Versuche im christlichen Denken, Dießen 2001.

Mensch läuft aber Gefahr, sein ganzes Sein auf die irdische Existenz zu reduzieren. Es bleibt zu fragen: Was sind schon 80 Jahre zum Verlust der Ewigkeit?[2]

2.1 Begriff und Wirkungsgeschichte

Die Wirren und Unruhen des ausgehenden Mittelalters und nicht zuletzt die Erfahrungen des „Schwarzen Todes", der Pest, die besonders schlimm zwischen 1347 und 1351 wütete und fast ein Drittel der Bevölkerung das Leben kostete, wirkten nach, als der Professor der Pariser Universität Sarbonne Johannes Gerson sein opus tri partitum „*ars moriendi*" schrieb. Das um 1450 erschienene Werk wollte die vielfach des Lesens nicht mächtige Bevölkerung auf das eigene Sterben und die Begleitung Sterbender vorbereiten. Als bebilderte Hilfestellung schildert das Werk in szenischen Darstellungen drastisch den Kampf der Mächte des Himmels und der Hölle um die Seele des Sterbenden. Das Sterben wird als Prozess der Entscheidung, gleichsam als „Abrechnung" mit dem eigenen Leben, gesehen. Während der Teufel mit allerlei Verlockungen versucht, das Herz des Sterbenden an Irdisches wie Besitz, Ruhm oder auch Familie und Freunde zu binden oder den Sterbenden dazu verleitet, alle Hoffnung fahren zu lassen und sich in Lebensgier und Verzweiflung zu stürzen, kommt diesem von Seiten der Engel Trost zu. In anrührender, fast kindlicher Weise nehmen sie sich des Sterbenden an, stehen ihm zur Seite oder führen ihm das Bild des Gekreuzigten vor Augen. Die in Form von illustrierten Blockbüchern im Laufe der Jahrhunderte mehrfach überarbeitete und neu übersetzte ars moriendi endet mit der Schlussbetrachtung, in der ein gelungener Sterbeprozess mit der Auffahrt der Seele in den Himmel dargestellt wird.

Als Kunstform[3] des Spätmittelalters, die neben illustrierten Blockbüchern auch eine Vielzahl von Traktaten, Gebeten und Meditationen zum „guten Tod" umfasst, stellt die ars moriendi einen asketisch-spirituellen Ansatz dar – modern gesprochen ein pastoral-theologisches Konzept –

---

[2] Die aktuelle Lebenserwartung in Deutschland liegt für Männer gegenwärtig bei etwa 78 Jahren, für Frauen bei ca. 83 Jahren, vgl.: https://www.destatis.de/DE /ZahlenFakten/GesellschaftStaat/Bevoelkerung/Sterbefaelle/Tabellen/Lebenserwa rtungDeutschland.html. [zuletzt abgerufen am 31.08.2014].

[3] Die ars moriendi stellt eine im späten Mittelalter weit verbreitete, beliebte und vielgestaltige religiöse Gattung unterschiedlichster Schriften dar. Exemplarisch sei verwiesen auf die „Admonitio moriendi" des Anselm von Canterbury, den „Floretus" des Bernhard von Clairveaux sowie das Werk des Johann von Kastl „Scire bene mori".

zur bewussten Gestaltung des Lebens im „Angesicht des Todes"[4]. Auf dem Hintergrund des christlichen Weltbildes wird die ars moriendi als aktive Lebensaufgabe gesehen, die in der Meditation des Todes und des Einübens in das Sterben an die Tradition der Antike (vgl. Platon, Seneca u.a.) sowie an Kirchenväter wie Augustinus anknüpft.[5] Ebenso findet sich eine enge Rückbindung an die Spiritualität des Mönchtums[6]. So bot die ars moriendi zunächst Priestern während der großen Pestepidemien des Mittelalters Anweisungen, Ratschläge und Regeln zur Vorbereitung auf ein heilsames Sterben. Mit Hilfe des Buchdrucks fanden Bilder und Texte darüber hinaus zunehmend Eingang in die Bevölkerung.

Die ars moriendi übernimmt in ihrer Wirkungsgeschichte eine Vielzahl unmittelbarer spiritueller Aufgaben, indem sie nicht nur als Anleitung für das gelingende eigene Sterben, als Ratgeber für die Sterbebegleitung, sondern auch der geistlichen Betrachtung und darüber hinaus als Trost- und Erbauungsliteratur dient. Bereits dem mittelalterlichen Betrachter war bewusst, dass das Sterben kein bloß schicksalshafter, modern gesprochen, biochemischer Vorgang ist, den es allenfalls zu erdulden gilt. Im Gegenteil gehört zum Grundverständnis einer Kunst des Sterbens, den Sterbeprozess im Rahmen der eigenen Möglichkeiten aktiv mitzuvollziehen und bereits im Leben der eigenen Sterblichkeit zu begegnen.

2.2 Inhalte und Zielsetzung der ars moriendi

Die ars moriendi des Mittelalters weiß sich nicht von der Furcht vor dem Tod selbst oder dem Schmerz im Sterbeprozess geleitet. Es ist der unerwartete, unvorbereitete Tod, der gefürchtet wird. – Ein plötzliches Dahinscheiden, wenn ein Mensch durch einen Schicksalsschlag, sei es durch Krankheit, Unfall oder Verbrechen aus dem Leben gerissen wird. Wer unvorbereitet stirbt, hat die Möglichkeit ver-

---

[4] Baumgartner, Konrad, Art. Ars moriendi. I. Begriff und Wirkungsgeschichte, in: Kasper, Walter (Hg.), Lexikon für Theologie und Kirche, Bd. 1, Freiburg i. Br. ³1993, Sp. 1035-1036, hier: 1035.
[5] Eine interessante Zusammenstellung zeitgeschichtlicher Texte bildet die Publikation von Laager, Jacques (Hg.), Ars moriendi. Die Kunst, gut zu leben und gut zu sterben. Texte von Cicero bis Luther, Zürich 1996. Das Werk führt Gedanken Platons aus sowie Texte an von Cicero, Seneca, Melito von Sardes, Augustinus, Gregor dem Großen, Bonaventura, Anselm von Canterbury, Thomas von Kempen, Johannes Gerson, Girolamo Savonarola, Desiderius Erasmus von Rotterdam und Martin Luther.
[6] Eine besondere Aufmerksamkeit erfuhr in diesem Kontext auch die Regel des Hl. Benedikt, vgl.: http://www.benediktiner.de/index.php/die-ordensregel-des-hl-benedikt.html. [zuletzt abgerufen am 31.08.2014]

tan, einen „guten Tod" zu sterben. Das jeweilige Seelenheil steht auf dem Spiel, tritt der Verstorbene seinem Schöpfer in Schuld und Sünde entgegen. Was spirituell und sakramententheologisch zur Entfaltung eines umfangreichen Angebots führt,[7] zeichnet sich darüber hinaus auch durch eine psycho-soziale Komponente aus. Oft bleiben unerledigte Aufgaben, zerbrochene Beziehungen und unaufgearbeitete Schuld am Ende des Lebens zurück. Geht mit dem Sterben als letzter Phase die Notwendigkeit einher, sich der eigenen Lebensgeschichte zu stellen, ist diese, damals wie heute, vielfach mit Ängsten und Selbstvorwürfen verbunden. Manches kann in der Sterbephase oder idealtypisch auch schon vorher aufgearbeitet werden, anderes bleibt unabgeschlossen.

Dieser Erfahrung stellt sich die ars moriendi bewusst, sind deren Inhalt und Zielsetzung auf das Gelingen des Sterbens ausgerichtet, getragen von dem Wissen, dass dieser Prozess auch scheitern kann. Mit der ars moriendi geht ein Grundverständnis einher, dass die immanente Lebensgestaltung an ein transzendentes Heilsverständnis rückbindet.

Im Vorbedenken des eigenen Sterbens wird dieses exemplarisch vorweggenommen und auf eine praktische Vorbereitung im Angesicht des nahenden Todes, besonders der Todesstunde, ausgerichtet. Vor dem weltanschaulichen Hintergrund eines allwissenden Gottes, verbunden mit der Vorstellung von einem jenseitigen Gericht und der Hoffnung auf ewiges Leben, wird angesichts des eigenen Todes klar, dass es nicht egal ist, wie ein Mensch gelebt hat. Am Ende muss sich jeder seiner eigenen Lebensgeschichte stellen.

Hier setzt der pastoral-theologische bzw. theologisch-ethische Inhalt der ars moriendi an, leistet diese einen wesentlichen Beitrag zu einem integrativen Verhältnis von Leben und Tod, woraus die bekannte Konnexion von ars moriendi und ars vivendi erwächst. Keineswegs wird dabei auf einen Antagonismus einer Kunst des Lebens und einer Kunst des Todes angespielt – gleichsam als Dualismus von Leben und Tod. Stattdessen zeigt sich: Ein Denken, dass das Leben ausschließlich auf einen immanenten, selbstbestimmten möglichst lustvollen Seinsvollzug engführt, gleitet in eine Schieflage ab. Was bildhaft in den Kupferstichen und Illustration der mittelalterlichen ars moriendi als „Nicht-loslassen-Können" oder „Lebensgier" veran-

---

[7] Die Trias der „Sterbesakramente", Buße, Letzte Ölung (Krankensalbung) und Viaticum (Krankenkommunion) ist ein weiterer Ausdruck einer hochentwickelten christlichen Sterbekultur seit dem Hochmittelalter. Das 2. Konzil von Lyon äußerte sich bereits 1274 affirmativ zur Siebenzahl der Sakramente (vgl. DH 860).

schaulicht wird, hat auch in der Moderne sein Gesicht in einer hedo-
nistischen und leistungsfokussierten Gesellschaft, die das Sterben
weitestgehend aus der Gesellschaft ausschließt und die Konsequenzi-
alität des Todes gleichsam ächtet. Dort, wo die wechselwirkende
Verwiesenheit von Leben und Tod wegfällt, wo Endlichkeit allenfalls
als Schicksal, mehr noch als Verhängnis verstanden wird, dass es nach
Möglichkeit zu ignorieren gilt, da verblasst die Erkenntnis, dass es
Endlichkeit bedarf, um Einmaligkeit zu ermöglichen.

Dem entgegen lebt eine ars moriendi im Dialog, mehr noch in Balance mit einer ars (bene) vivendi, in der das Sterben als Kontrastfolie
für das Leben wahrgenommen wird. Mit dem Vorbedenken des eigenen Sterbens geht eine implizite Vorwegnahme des eigenen Todes
einher, was über die spirituelle und ethische Dimension hinaus zu einer enormen psychischen Entlastung beiträgt.[8]

Je mehr jedoch in der Moderne die Erfahrung der Kontingenz der Illusion von Machbarkeit und Fortschritt weicht, je mehr der Glaube
an ein ewiges Leben und ein Sich-Verantworten-Müssen für eigene
Taten allenfalls der moralischen Motivation dient und nicht mehr als
Verheißung und Zielgröße menschlichen Handelns wahrgenommen
wird, umso mehr verändert auch der Tod sein Gesicht.

3. Die gewandelte Erfahrungsgestalt von Leben und Tod

„Der heutige Tod ist bescheidener geworden"[9] – nur ein frommer
Wunsch oder doch ein Zeichen des Auseinanderdriftens von Lebens-
und Erfahrungsräumen? Viele Menschen werden erst spät in ihrem
Leben mit dem Tod konfrontiert. Zudem scheinen immer neue Dimensionen des medizinisch-technischen Fortschritts der Hoffnung
Vorschub zu leisten, man könne in absehbarer Zeit den Tod überwinden.[10] Paradoxerweise fällt es aber gerade in der heutigen Zeit vielen Menschen schwer, einen Sinn in ihrem Leben zu finden, auch

---

[8] Exemplarisch sei hierzu auf die Inschrift im Kreuzgang des Schleswiger Doms verwiesen, die das Vorbedenken des eigenen Todes als heilsrelevant deutet: „Wer nicht
stirbt, eh' er stirbt, der verdirbt, wenn er stirbt." (Angelus Silesius).

[9] Imhof, Arthur E., Art. Erfüllt leben – in Gelassenheit sterben – eine Ars moriendi
für unsere Zeit, o.O. 1996, vgl.: http://userpage.fu-berlin.de/aeimhof/amd.htm [zu-
letzt abgerufen am 31.08.2014], vgl. zudem: Imhof, Arthur E.; Weinknecht, Rita
(Hg.), Erfüllt leben – in Gelassenheit sterben. Geschichte und Gegenwart. Beiträge
eines interdisziplinären Symposiums vom 23. –25. November 1993 an der Freien
Universität Berlin, Berlin 1994.

[10] Morgenthal, Charlotte, Wie Kryoniker den Tod austricksen wollen, vgl.:
http://web.de/magazine /wissen/mensch/18941768-kryoniker-tod-austricksen.html
[zuletzt abgerufen am 27.08.2014].

wenn die Qualität und die Zeitspanne des Lebens deutlich gestiegen sind. Ein mehr an „kollektiver" Lebenszeit kompensiert indes keinen individuellen Sinn- und Seinsverlust.

Der Tod ist nicht mehr der große Gleichmacher, vor dem sich Tagelöhner wie Fürsten gleichermaßen fürchten, der Alte wie Junge, Arme wie Reiche hinwegrafft,[11] für den gläubigen Menschen zugleich den Übergang vom irdischen Leben in das jenseitige Leben darstellt. Vielfach wird der Tod nur noch als Ende, als unausweichliches Vergehen, als ein sich Auflösen ins Nichts oder bestenfalls in ein Nirvana diffuser Seinswirklichkeit wahrgenommen.[12] Doch wo der Tod das Ende allen Seins darstellt und der Mensch ihm unausweichlich – bedingungslos und gesichtslos – verfallen ist, wird der Wunsch nach einem gnädigen, würdevollen Tod virulent.

Damit einher geht die Erfahrung, dass hohes Alter nicht immer Lebensglück, verlängerte Lebenszeit nicht immer größere Lebensfülle bedeuten muss. Wird hohes Alter oftmals mit Multimorbidität und langem Siechtum in Folge unverhältnismäßiger lebensverlängernder Maßnahmen verbunden, begrüßt man den Tod fast schon freundlich. Leiden und Schmerz oder die erfolglose Suche nach Sinn im eigenen Leben werden hier als übermächtig erfahren. Dem Tod eignet daher heute ein ambivalentes Gesicht; so wird er ein Leben lang gemieden, um an der Grenze menschlicher Existenz, dem Menschen in einem Akt selbstbestimmten Sterbens zu Willen zu sein. Immer weniger wird der Tod als abschließendes, unverfügbares Ereignis in der konkreten Lebensgeschichte eines jeden Menschen wahrgenommen. Immer mehr wird er zu einer domestizierten „Naturgewalt", die das menschliche Leben einer fortschreitenden Instrumentalisierung unterstellt.

---

[11] An dieser Stelle ist auf die bildhafte Darstellung des Todes als „großen Gleichmacher" in den Bilderzyklen des Totentanzes und der Sterbekunst zu verweisen, vgl. hierzu etwa den zweibändigen Bildband von: Hülsen-Esch, Andrea von; Westermann-Angerhausen, Hiltrud (Hg.), Zum Sterben schön. Alter, Totentanz und Sterbekunst von 1500 bis heute, in Zusammenarbeit mit Stefanie Knöll, Köln 2006.
[12] Phänomenologisch scheint der Verlust eines gemeinsamen Gottesbildes und verbindender transzendentaler Inhalte für die kulturgeschichtliche Vorstellung von einem Leben nach dem Tod von Bedeutung. Die Frage gewinnt neben einem fortschreitenden Agnostizismus besonders vor dem wachsenden Interesse für buddhistische Lehren oder Fragen der Reinkarnation auch im Abendland eine eigene Dynamik. Weniger kommt hier ein religiöser Liberalismus, querab zu einem Neopaganismus, zum Ausdruck als vielmehr eine veränderte Sinnsuche.

Wo der Tod (noch) nicht, wie der Beginn des menschlichen Lebens, gezielt manipuliert werden kann,[13] glaubt man ihn doch zumindest in standardisierte Bahnen lenken zu können. Wo zudem der Glaube an ein Leben nach dem Tod verdunstet,[14] wird eine Lücke spürbar, die das Sterben selbst verändert. Welche Bedeutung haben Leiden und Schmerz, hat die gezielte Auseinandersetzung und Vorbereitung auf das Ende des eigenen Lebens, wenn nicht mehr die Verheißung himmlischer Herrlichkeit (die visio beatifica) als Zielgestalt vor Augen steht, sondern nur die bodenlose Schwärze des Nichts.[15] Angesichts der offenkundig limitierten Gestaltungsmöglichkeiten, die dem Menschen im Raum der Gottvergessenheit zur Verfügung stehen, mutet es daher fast schon geboten, zumindest jedoch gnädig an, wenn der Sterbeprozess noch aktiv gestaltet, mit dem Anspruch auf Würde und Selbstbestimmung im Bedarfsfall auch gezielt beendet werden kann – der Eindruck täuscht jedoch.

Keinesfalls kann und soll an dieser Stelle die Frage nach einem würdevollen Tod mit dem Anspruch auf Selbstbestimmung und Kontrolle bis zum letzten Lebenshauch gleichgesetzt werden. Hier würde sich der genannte Perspektivwechsel fortsetzen, wonach sich der Mensch als Herr des Lebens – zumindest seines eigenen – wahrnimmt. Die Frage nach einem würdevollen Sterben ist keine Frage nach einem möglichst langen Aufrechterhalten von Kontrolle und gezielter willentlicher Gestaltung, keine Frage der Macht, sondern der gelingenden Auszeitigung des eigenen Lebens. Ist es mir möglich, meinen eigenen Tod zu sterben?[16] Vermag der Sterbeprozess je individuell zu

---

[13] Hierzu sei auf die ethisch hoch umstrittene Cryokonservierung von Gameten und Embryonen verwiesen. Zum biotechnischen Umgang mit Embryonen vgl. etwa: Weigl, Adrienne, Der preisgegebene Mensch. Überlegungen zum biotechnischen Umgang mit menschlichen Embryonen, Gräfelfing 2007; Seidel, Johannes, Schon Mensch oder noch nicht ? Zum ontologischen Status humanbiologischer Keime, Stuttgart 2010.

[14] Vgl. hierzu die Umfrage des Statistischen Bundesamtes aus dem Jahr 2012, wonach 48,8% den Glauben an ein Leben nach dem Tod ablehnen, http://de.statista.com /statistik/daten/studie/277029/umfrage/glauben-an-ein-leben-nach-dem-tod/ [zuletzt abgerufen am 27.08.2014].

[15] Vgl. hierzu die Umfrage des Statistischen Bundesamtes aus dem Jahr 2012, wonach 48% der Befragten angaben: „Mit dem Tod ist alles aus." http://de.statista.com/stat istik/daten/studie/247469/umfrage/umfrage-zu-moeglichen-szenarien-nach-dem-tod/ [zuletzt abgerufen am 27.08.2014]

[16] Einige weiterführende Impulse zum Umgang mit dem eigenen Sterben als Ausdruck einer „neuen Lebenskunst" als auch zu einer palliativen Sterbebegleitung finden sich bei Rüegger, Heinz, Das eigene Sterben. Auf der Suche nach einer neuen Lebenskunst, Göttingen 2006. Zum Sterben als geistlicher Aufgabe sei auf folgende Publikationen verwiesen: Arntz, Klaus (Hg.), Ars moriendi. Sterben als geistliche

verlaufen und zum Abschluss meiner ganz konkreten, einmaligen Lebensgeschichte zu werden? Häufig wird im Bewusstsein der Moderne die Bedeutung des Sterbeprozesses, nicht nur für die Angehörigen und die Menschen, die den Sterbenden begleiten, sondern für den Sterbenden selbst verkürzt. Sterben ist eben kein bloß biochemischer, technischer Vorgang gleich dem Herunterfahren einer Maschine, die danach stillsteht. Sterben ist zielgerichtetes Entgegengehen, Teil des Lebens, ein Durchschreiten eigener Geschichtlichkeit.[17] Nicht immer kann dieser Prozess bewusst und fließend realisiert werden. Wo Krankheit und körperliche wie auch geistige Schwäche der Person das Ende des eigenen Lebens belasten, ja vielfach angesichts von Schmerzen und minimierter Lebensqualität den baldigen Tod herbeisehnen lassen, wird der Wunsch nach „würdevollem Sterben" schmerzhaft bewusst.

Die christliche Tradition greift dieses Anliegen auf und wendet sich in ihrer reichen Spiritualität an Gott mit der Bitte um einen „gnädigen Tod"[18]. Was vordergründig die Gestalt eines spirituellen Trostwortes annehmen mag, entpuppt sich auf den zweiten Blick als ein tiefes Bekenntnis, als (An)erkenntnis, ein gelingendes Sterben nicht machen zu können. Wo das Sterben, noch mitten im Leben, aber doch im Übergang von Leben und Tod, die geschichtliche gewachsene Person in ganzer Weise fordert, zumeist auch überfordert, ersteht ein Bewusstsein für ein Zulassen – mitten im Sterben. Gelingendes Sterben entzieht sich dabei einer sterilen Machbarkeit, kein noch so ausgefeiltes Qualitäts-Management vermag ein gelingendes Sterben zu garantieren. In den letzten Jahrzehnten hat sich gerade in der Begleitung Sterbender und ihrer Angehöriger viel Positives in Kranken- und Pflegeeinrichtungen als auch in Hospizen getan. Stationär wie ambulant wurden viele Konzepte entwickelt, die neben einer professionellen medizinischen und pflegerischen Versorgung Angebote entfalten, sterbende Menschen bis an die Grenze ihres irdischen Daseins zu be-

---

Aufgabe, Regensburg 2008; mehr literarorientiert: Klärner, Anne T. R., Die Lebens-Kultur der ars moriendi. Literatur als Weg in der Lebens- und Sterbebegleitung, (Ethik – Erkenntnis – Kultur; Bd. 1) Wuppertal 2007.
[17] So bieten auch Nahtoderfahrungen für die ars moriendi wichtige Impulse. Vgl. den Tagungsband von Serwaty, Alois; Nicolay, Joachim (Hg.), Impulse für das Leben aus Nahtoderfahrungen. Mit neuen Berichten aus dem islamischen Kulturkreis. Tagungsband 2011, Goch 2012.
[18] Auch heute ist uns diese spirituelle Grundhaltung noch vertraut, begegnet sie unter anderem in der Segensbitte der Sternsinger: „Die Gabe vergelte der gütige Gott mit langem Leben und gnädigem Tod."

gleiten. An dieser Stelle ist eine verantwortliche und einfühlende Begleitung gefragt, die sich mit viel Erfahrung einem ängstlichen Aktionismus verwehrt und den Weg für ein vertrauensvolles Zulassenkönnen eröffnet. Ob und wie der einzelne Mensch jedoch die Geschichte seines Lebens zu beenden vermag, ist gleichsam Geschenk und gnadenhafte Ermöglichung wie Ausdruck eines Lebens in bewusster Entschiedenheit.

4. Entschiedenheit als Lebenshaltung – Impulse für ein Leben vor dem Tod

Wer sein Leben im Bewusstsein der eigenen Sterblichkeit zu Lebzeiten entschieden gestaltet, ist bereit, den Tod, auch in der Blütezeit des Lebens, zur Sprache zu bringen. Aus psychologischer wie spiritueller Sicht weiß man seit langer Zeit, wie wichtig es ist, Ängste und persönliche Belastungen beim Namen nennen zu können. Dabei spielt nicht nur der individuelle Umgang im Sinne eines persönlichen Eingeständnisses, mehr noch einer Anerkenntnis der eigenen Sterblichkeit eine besondere Rolle. Dort, wo der Austausch auch soziale Ausdrucksformen annimmt (Sterbeseminare, Hospiz- und Palliativbegleitung, Begleitung von Trauernden)[19], entsteht etwas Neues. Hier entwickelt sich ein Kulturraum, der Endlichkeit und Sterblichkeit nicht mehr vorrangig der privaten oder allenfalls institutionellen Regelung zuführt, sondern, wenn auch als kollektive Schicksalsmacht, das Sterben zurück in den Raum der Gesellschaft bringt und ihm dort seinen angestammten Platz einräumt.

Gleichwohl ist jedem Versuch, der Sterblichkeit und die Erfahrung von Leid aus der Perspektive des Außenstehenden zu einem sinnhaften und ethisch wertvollen Erfahrungsmoment stilisiert, mit Vorsicht zu begegnen. Ohne jegliche (Zukunfts-/Heils)perspektive wird das Sterben, angesichts der Unausweichlichkeit des Todes, zu einem billigen, bitteren Trost, wo man glaubt, die Diastase von Leiderfahrung

---

[19] Für den medizinischen und pflegerischen Versorgungsbereich ist eine umfangreiche Literatur verfügbar. Hierzu wird exemplarisch auf das zweibändige Werk zur ars moriendi nova verwiesen: Hilt, Annette; Jordan, Isabella; Frewer, Andreas (Hg.), Endlichkeit, Medizin und Unsterblichkeit. Geschichte – Theorie – Ethik (ars moriendi nova; Bd. 1), Stuttgart 2010; Schäfer, Daniel; Müller-Busch, Christof; Frewer, Andreas (Hg.), Perspektiven zum Sterben. Auf dem Weg zu einer Ars moriendi nova? (ars moriendi nova; Bd. 2), Stuttgart 2012. Vgl. ebenso Anderheiden, Michael; Bardenheuer, Hubert; Eckhart, Wolfgang U. (Hg.), Ambulante Palliativmedizin als Bedingung einer ars moriendi, Tübingen 2008. Ein Bericht zur gegenwärtigen ars moriendi Literatur findet sich bei Staniul-Stucky, Kathrin; Holderegger, Adrian; Ars moriendi. Ein Literaturbericht, in: ZfmE (58/2012) Heft 1, 51-63.

und Heilssehnsucht menschlicher Existenz vorschnell überwinden zu können. Christlich ist und muss das Kreuz Christi, wie auch das jedes Einzelnen, ein Stein des Anstoßes sein – eine Erfahrung, die zum Widerspruch anregt. Daher kann ein Mensch Geschichtlichkeit und Endlichkeit eigener Existenz hoffnungsvoll und vertrauend nur dann annehmen, wenn zumindest eine „Option" auf ein Leben nach dem Tod wachgehalten wird. Jede andere Haltung wäre letztlich fatalistisch.

Darin bringt sich die Wesensgestalt des Lebens selbst zum Ausdruck: Leben will nicht leiden, will sich entfalten, sich verschenken, will sein und bleiben. Wo Sterbehilfe in den Prozess des Auszeitigens des Lebens eingreift und gezielt ein (vorschnelles bzw. abruptes) Ende herbeiführt, wird der Sterbende sprichwörtlich aus dem Leben in den Tod gerissen. Eine ethisch sensibilisierte Sterbebegleitung hingegen stellt sich der Herausforderung, als mutiger Beistand den Menschen bis an die Grenze von Leben und Tod zu begleiten und ihn vertrauensvoll dorthin zu übereignen, wohin nur er oder sie allein gehen kann.

Kann sich die (aktive) Sterbehilfe letztlich nicht des Geruchs einer „technischen Lösung" erwehren, eignet der Sterbebegleitung eine herausfordernde, vielfach auch überfordernde, aber dennoch konsequente Ausdrucksform von Solidarität und Achtung personaler Würde. Der Sterbende wird dort nicht um sein eigenes Sterben gebracht, wo ihm Begleiter, gerade auch in der schwierigsten Stunde seines Lebens, zur Seite stehen und den Mut haben, sich auch in Leid und Schmerz, in Schwäche und Gebrechlichkeit zu ihm zu bekennen.

Stellen Sterbende, die multimorbid erkrankt und/oder in Folge von Demenz oder palliativer Sedierung nur noch in geringer bzw. für Außenstehende nicht mehr wahrnehmbarer Weise zu Ausdruckhandlungen befähigt sind, eine besondere Herausforderung in der Begleitung dar, zeigt sich hier die Notwendigkeit, eine ars moriendi, als Vorbereitung auf den Tod, über die eigentliche Sterbestunde hinaus in das noch „selbstgestaltete" Leben zu entgrenzen.

Die Tradition hat, wenn auch unter anderen Vorzeichen, immer wieder die Notwendigkeit einer ars vivendi vor dem Hintergrund einer ars moriendi betont. Nur dort, wo das Bewusstseins der eigenen Endlichkeit und der Fragmentarität der eigenen Lebensgeschichte nicht angsthaft besetzt und reaktiv verdrängt, sondern in einen entschiedenden Lebensentwurf integriert wird, vermögen wir der Gefahr eines „Zuspät" rechtzeitig zu begegnen. Was bereits die griechische Philosophie im Bild des „Kairos" sinnenhaft veranschaulichte, macht gerade in einer Kultur von Reizüberflutung, Beliebigkeit und Unverbindlichkeit die Einzigartigkeit und Werthaftigkeit des Augenblicks erfahrbar.

Nur wenn wir unser Leben nicht beliebig wiederholen, Fehler und Versagen nicht ungeschehen machen können, ist es nicht egal, wie wir handeln. Wer das Thema seines Lebens verfehlt, wird unweigerlich die schmerzhafte Erfahrung machen, dass es ein Zuspät gibt. Wo jedoch das Wissen um den Tod mitten im Leben präsent ist, kann der Tod gleichsam zum Lehrmeister für das Leben werden. „Glückendes Leben ereignet sich im Angesicht des Todes. Alle Einzelentscheidungen und Schritte richten sich auf dieses Ziel. Gelingen sie, kann sich tiefer Friede ausbreiten."[20] Die Erfahrung von Sterben und Tod – mitten im Leben – rüttelt auf und wirkt heilsam. Daraus kann ein Lebenskonzept eines „Lebens vor dem Tod" erwachsen, gerade dann, wenn Handlungsregulative wie „lebe jeden Tag wie Deinen letzten" nicht trivialisiert oder als Legitimisierung hedonistischer Willkür pervertiert, sondern als Selbstanspruch ethisch verantwortlichen Lebens verstanden wird. Hier setzt der Anspruch, mehr noch die Grundhaltung an, ein Leben zu führen, das in der Todesstunde nicht bereut werden muss.

Letztlich ist damit gerade die Verhältnisbestimmung von Leben und Tod, bei aller Widersprüchlichkeit und dem Aufbegehren des Lebens gerade im Angesicht von Leid und Schmerz, eine Frage der Entscheidung zwischen sensorischer Verifikation von Immanenz oder dem Wagnis der Transzendenz.

Ist das (irdische) Leben alles, was wir haben, dann wächst die Versuchung, dies mit jeder nur möglichen Lusterfahrung zu füllen, nicht ohne festzustellen, dass dieser Lebenshunger niemals innerweltlich gestillt werden kann. Wenn das Leben das Ganze und zugleich das Äußerste im menschlichen Seinsverständnis darstellt, kann der Tod nur eine Absurdität sein, die es möglichst weit hinauszuschieben gilt. Wird zudem nach einem lebenslangen Ringen um selbstinduzierte Lebensfülle schließlich die Erfolglosigkeit dieses Sterbens gesehen, kann der Tod allenfalls ein willkommenes Ende einer glücklosen Sinnsuche bilden. Beides wird dem Geschenk des Lebens nicht gerecht.

Diesem Verständnis von Leben tritt bewusst ein christlicher Lebensentwurf entgegen, der die menschliche Existenz in all ihrer „Frag-

---

[20] Niederschlag, Heribert, Ars moriendi, in: CHV aktuell (Nr. 57/Mai 2009), 25-31, hier: 27.

würdig-keit" als von Gott gewollte und bleibend ermöglichte Beziehungsgestalt versteht. Nicht blinder Zufall noch wütendes Schicksal gestalten die Wirren des Lebens. Die Geschichte selbst, wie auch die Lebensgeschichte jedes Einzelnen, versteht sich als Heilsgeschichte, wenn auch der Plan Gottes undurchsichtig bisweilen gar widersprüchlich wirken mag.

Gerade hier kann das Proprium des christlichen Glaubens und damit auch die Gestalt einer ars moriendi für das Leben ansetzen. Nur wenn ich darauf vertraue, dass mit dem Tod nicht alles an ein Ende kommt, sondern, dass es danach mit mir und meiner konkreten Lebensgeschichte weitergeht, eine Hoffnung, die weder Reinkarnation noch Nirvana zu leisten vermögen, kann ich mich auf das Sterben einlassen.

Hier gewinnt die Hoffnung, mehr noch die Verheißung eines Lebens in der Nachfolge Christi Gestalt,[21] dass ich gerade mit den Schwächen und Abgründen meiner eigenen Lebensgeschichte angenommen bin. Schlussendlich liegt es nicht an mir, die eigene zerbrochene Lebensgestalt heil zu machen und zur Vollendung zu führen.

Als glaubender Mensch darf ich darauf vertrauen, dass Gott es ist, der aus den Fragmenten meines Lebens ein einzigartiges Mosaik macht.

---

[21] Vgl. hierzu die Worte Jesu: „Ich bin die Auferstehung und das Leben. Wer an mich glaubt, wird leben, auch wenn er stirbt, und jeder, der lebt und an mich glaubt, wird auf ewig nicht sterben." (Joh 11,25f.). Vgl. ebenso: „Ich bin der Weg und die Wahrheit und das Leben; niemand kommt zum Vater außer durch mich." (Joh 14, 6).

Heribert Niederschlag

Unantastbar?

Anmerkungen zur Würde der Sterbenden

„Mein Ende gehört mir." Unter dieser Überschrift plädiert Ingrid Matthäus-Maier entschieden für die Straffreiheit des assistierten Suizids.[1] Es sei ein Skandal, dass Sterbehilfe kriminalisiert werde. Niemand dürfe zum Sterben gezwungen werden, aber auch niemand zum Leben. Was „lebenswert" sei, könne nur der Betroffene beurteilen. Alle verfügbaren Umfragen würden zeigen, dass weit mehr als zwei Drittel der Menschen in Deutschland der Ansicht seien, es gehöre zum Selbstbestimmungsrecht und zur Würde des Menschen, im Angesicht einer tödlichen Krankheit, bei unerträglichen Schmerzen oder bei totaler Abhängigkeit von lebensverlängernden Maschinen das Lebensende selbst zu bestimmen. „Sie wollen bei dem geplanten Freitod in sachkundiger und menschlicher Weise, möglichst von einem Arzt, unterstützt werden." Ingrid Matthäus-Maier erhebt ihre Stimme für Menschenrechtsorganisationen wie die Deutsche Gesellschaft für Humanes Sterben (DGHS), die Humanistische Union, den Humanistischen Verband Deutschlands und die Giordano-Bruno-Stiftung. Auch der katholische Theologe Hans Küng fordert die Freiheit ein, sein Lebensende selbst zu bestimmen. Er will sein Leben zu einem Zeitpunkt beenden, „an dem sein Gewissen das wünscht."[2] Allerdings kann die Umsetzung derzeit schwierig und qualvoll sein. Das musste der Schriftsteller Wolfgang Herrndorf erfahren. Er litt an einem unheilbaren Hirntumor und hatte nach mehreren Operationen und Chemotherapien beschlossen, sein Leben selbst zu beenden.

---

[1] F.A.Z., Mittwoch, den 07.05.2014, Feuilleton, Seite 12. Ingrid Matthäus-Maier ist ehemalige Verwaltungsrichterin. Sie trat im Herbst 1982, aus Protest gegen die christlich-liberale Koalition, aus der FDP aus und in die SPD ein. Von 1988 bis 1999 war sie stellvertretende Vorsitzende der SPD-Bundestagsfraktion. Sie gehört dem Beirat der Giordano- Bruno-Stiftung an.

[2] Hans Küng will nach eigenen Worten „zu gegebener Zeit, die ich selber in meinem Gewissen zu erkennen hoffe", Abschied vom irdischen Leben nehmen. Doch wann ist der rechte Zeitpunkt zum Sterben? „Gott gibt mir 85-Jährigem dafür kein direktes Zeichen vom Himmel", sagte Küng in einer öffentlich bislang wenig beachteten Rede im November 2013 vor der Deutschen Gesellschaft für Humanes Sterben (DGHS) in Bonn. Und er fuhr fort: „Aber Gott schenkt mir, so hoffe ich, die Gnade, den richtigen Zeitpunkt zu erkennen; der späteste wäre für mich zweifellos eine beginnende Demenz." Zit: http://www.jesus.de/blickpunkt/detailansicht/ansicht /hans-kueng-will-zu-gegebener-zeit-abschied-nehmen196167.html [zuletzt abgerufen am 11.07.2014]. Vgl. Walter Jens, Hans Küng (Hg.), Menschenwürdig sterben. Ein Plädoyer für Selbstverantwortung. Piper Verlag München 1995.

Dass er ganz allein gelassen wurde, war, wie er schrieb, „eines zivilisierten mitteleuropäischen Staates nicht würdig". Er hat sich im August 2013 in Berlin am Ufer des Hohenzollernkanals erschossen. Diese Erfahrung, allein gelassen zu werden, machen viele der rund 10.000 Menschen, die sich in Deutschland jährlich das Leben nehmen. Auch Udo Reiter, 20 Jahre lang Intendant des Mitteldeutschen Rundfunks und seit 1966 durch einen Autounfall querschnittsgelähmt, plädiert entschieden für den Suizid und für eine gesetzliche Regelung, die es dem Arzt gestattet, auf den Wunsch des Sterbewilligen einzugehen. „Ich möchte ganz allein entscheiden, wann es so weit ist und ich nicht mehr will, ohne Bevormundung durch einen Bischof, Ärztepräsidenten oder Bundestagsabgeordneten."[3] Franz Müntefering reagiert scharf auf das Plädoyer von Udo Reiter und spricht von einer „gefährlichen Melodie"[4]. Die Angst vor Pflegebedürftigkeit dürfe kein Grund sein, sich selbst zu töten und erst recht nicht, den Suizid zu heroisieren. „Hier soll aus Angst vor dem unsicheren Leben ein sicheres Ende gesucht und der präventive Tod zur Mode der angeblich Lebensklügsten gemacht werden. Viele nicken beifällig, wenn die Geschichte vom süßen freien Tod erzählt wird."[5] Letztlich geht es ethisch um die hoch brisante Frage, ob das Sterben als Teil des Lebens zu begreifen ist oder ob wir berechtigt sind, den Tod eigenmächtig und vorzeitig herbeizuführen. Lasse ich geschehen und „der Natur ihren Lauf" oder setze ich bewusst und überlegt meinem Leben vorzeitig ein Ende? Viele Zeitgenossen fürchten sich vor den Altersgebrechen und davor, völlig von Anderen abhängig zu werden. Hier können sich, so Franz Müntefering, Ängste mit Lebensüberdruss zu einer *gefährlichen Melodie* vereinen. Sie wird bereits hörbar in Udo Reiters Plädoyer: „Ich möchte nicht als Pflegefall enden, der von anderen gewaschen, frisiert und abgeputzt wird. Ich möchte mir nicht den Nahrungsersatz mit Kanülen oben einfüllen und die Exkremente mit Gummihandschuhen unten wieder herausholen lassen. Ich möchte nicht vertrotteln und als freundlicher oder bösartiger Idiot vor mich hindämmern." Mag sein, dass mancher Zeitgenosse das Altsein als trottelig und wertlos empfindet und auch die hohen Kosten der Pflege scheut und die Erbenkonten dafür nicht einsetzen will. Für Müntefering ist das kein Grund, solchen Sterbewilligen „zum runden Geburtstag einen kostenlosen süßen Auf-immer-

---

[3] Udo Reiter in einem Gastbeitrag für die Süddeutsche Zeitung am 4. Januar 2014.
[4] In einem Gastbeitrag für die Süddeutsche Zeitung vom 3. Januar 2014.
[5] Ebd.

Einschlaftrunk an(zu)dienen". Stattdessen setzt er auf engagierte Solidarität, die dafür einsteht, dass die Wissenschaft sich der Erforschung der Alterskrankheiten stärker annimmt als bisher, dass Palliativmedizin gefördert wird und noch mehr für den Auf- und Ausbau der Palliativstationen und Hospize getan wird und vor allem, dass der tristen und trostlosen Einsamkeit gewehrt wird. Für die Verzweifelten und Vereinsamten „Liebe zum Leben erfahrbar zu machen und ihnen Mut zum Leben zu vermitteln bis zum Ende", das sei das Gebot der Stunde. „Zu helfen und sich helfen zu lassen, darum geht's. Nicht um die eleganteste Abschiedszeremonie auf Druckknopf."

Die Diskussion um die Würde des Menschen im Angesicht des Sterbens ist voll entbrannt und inzwischen zu einem Themenfeld auch der wissenschaftlichen Reflexion avanciert. Ich erinnere an die neu entstandenen Lehrstühle für Palliativmedizin, an die vielfältigen medizin- und pflegeethischen Initiativen und nicht zuletzt an die Gründung einer Pflegewissenschaftlichen Fakultät an der Philosophisch-Theologischen Hochschule in Vallendar. Ein Lehrstuhl nimmt sich in besonderer Weise der gerontologischen Pflege und der Demenzforschung an. Ganz bewusst ist die Pflegewissenschaftliche Fakultät unter dem Dach einer Philosophisch-Theologischen Hochschule errichtet worden, damit die Impulse aus der Bibel, aus der Geschichte des Christentums, die von Anfang an eine Geschichte auch der Pflege Kranker und Sterbender war, und aus der ethischen und theologischen Denkgeschichte einfließen können. Die Frage wird wach gehalten, was zu tun ist, damit jeder – auch und gerade der Sterbende – bis zuletzt in einer Weise begleitet wird, dass er sich, wie es Cecile Saunders formuliert, „mit Würde und Charakter" verabschieden kann.

Auch in der Praxis gibt es inzwischen vielfältige Initiativen, die hoffen lassen. Die Zahl der Hospize und Palliativstationen wächst von Jahr zu Jahr. Ethikkomitees etablieren sich und Ethikräte werden angerufen. Die Ethik lässt sich von der Frage leiten, was zu tun und zu unterlassen ist, damit mein Leben insgesamt gelinge und damit auch mein Sterben, das zum Leben gehört. Wir verwenden bisweilen große Worte und wissen doch nicht so recht, was sie bedeuten. Darum beginne ich mit einer Klärung wichtiger Begriffe. Was heißt eigentlich „Würde"? Was meint in der palliativen Phase die Rede von passiver Sterbehilfe oder von indirekt aktiver Sterbehilfe. Was heißt „Tötung auf Verlangen" und „assistierter Suizid"? (1). In einem zweiten Schritt gehe ich auf die Diskussion um das Selbstbestimmungsrecht der Patienten und um die Fürsorgepflicht des Arztes ein. Bereits in den siebziger Jahren wurde von Prof. Dr. Wilhelm Uhlenbruck eine Verfügung verfasst, die er „Patiententestament" nannte und die später als Patientenverfügung in den allgemeinen Sprachgebrauch übernommen wurde und inzwischen gesetzlich verankert ist.[6] Die Diskussion hat sich inzwischen verschärft. Sie konzentriert sich zunehmend auf die Frage, ob nicht die Würde der Patienten verletzt wird, wenn der Arzt der Bitte nicht nachkommt, zum Sterben zu helfen (2). Zum Schluss gehe ich kurz ein auf den Zusammenhang von Würde und Scham, - ein Themenfeld, über das in neuerer Zeit intensiver nachgedacht wird (3).

1. Klärung der Begriffe

1.1 Was heißt „Würde des Menschen"?

„Die Würde des Menschen ist unantastbar." Die Aussage des Art. 1, Abs. 1 des Grundgesetzes scheint klar und eindeutig, und sie ist in unserem Land lange Zeit fraglos gültig. Franz Josef Wetz aber hält dagegen. Sein Buch trägt den Titel: „Die Würde der Menschen ist antastbar"[7]. Dieser provozierende Titel und auch der Inhalt des Buches zeigen deutlich: Die Berufung auf die Menschenwürde ist nicht mehr unumstritten. Das, was mit Menschenwürde gemeint ist, ist im Grundgesetz nicht näher umschrieben, sondern nach den schrecklichen und menschenverachtenden Erfahrungen des Naziregimes ohne weitere Erklärung vorausgesetzt.

1.2 Gründe für die Kontroverse um die Menschenwürde

Inzwischen beruft man sich zur Rechtfertigung gegensätzlicher Positionen auf die Menschenwürde. Manche sehen in der Freigabe der aktiven Euthanasie und des assistierten Suizids einen Verstoß gegen die Menschenwürde, andere bezeichnen es als menschenunwürdig, wenn jemand, an Apparate angeschlossen und völlig hilflos, trotz eindringlicher Bitten an den Arzt, ihn zum Sterben zu helfen, noch einige Wochen oder Monate leben muss und man ihm seinen Wunsch nach direkter Tötung verweigert.

Die Berufung auf Menschenwürde droht zu einer Wanderdüne zu werden. Der Anspruch der Würde, wie er heute verstanden wird,

---

[6] Mehr dazu: Susanne Dehmel, Die Anfänge der Patientenverfügung in Deutschland. Wie sich die Idee der Selbstbestimmung am Lebensende etwa ab Mitte der 70er Jahre allmählich bei uns verbreitete, in: Humanes Leben – Humanes Sterben 4/2006, 50-52. Zeitschrift des Verbandes „Deutsche Gesellschaft für Humanes Sterben" (DGHS)

[7] Franz Josef Wetz, Die Würde des Menschen ist antastbar. Eine Provokation, Stuttgart 1998.

kann morgen anders lauten. Die Uneinigkeit über die argumentative Relevanz der Berufung auf die Menschenwürde hat dazu geführt, intensiver über ihre Bedeutung nachzudenken.

1.3 Bisheriges Verständnis der Menschenwürde und ihre Begründung

Der Grund für die Würde des Menschen liegt nach Auskunft der Kommentatoren des Grundgesetzes in der Begabung und Befähigung des Menschen, mit Einsicht und Freiheit sein Leben verantwortlich zu gestalten.[8] Dabei genügt es, dass die Fähigkeit zu sittlichem Handeln angelegt ist – und das ist bei jedem Menschen vorauszusetzen, auch wenn diese Fähigkeit noch nicht aktiviert ist oder z. B. aufgrund einer Krankheit nicht mehr oder überhaupt nicht aktiviert werden kann. Im Kommentar von Schmidt-Bleibtreu/Klein hieß es deshalb lapidar: „Wo menschliches Leben existiert, kommt ihm Menschenwürde zu."[9] Zur Begründung dieser Position wird häufig auf Immanuel Kant verwiesen. In der „Grundlegung zur Metaphysik der Sitten" schreibt Kant: „Was einen Preis hat, an dessen Stelle kann auch etwas anderes, als Äquivalent, gesetzt werden; was dagegen über allen Preis erhaben ist, mithin kein Äquivalent verstattet, das hat eine Würde."[10] Um den Anspruch, der sich aus der Menschenwürde ergibt, zu formulieren, wird oft die zweite Fassung des kategorischen Imperativs bei Kant herangezogen. Sie lautet: „Handele so, dass du die Menschheit sowohl in deiner Person, als in der Person eines jeden anderen jederzeit zugleich als Zweck, niemals bloß als Mittel brauchst."[11] Was ist der Inhalt der „Menschenwürde"? Was meint sie konkret? Auf diese Frage antwortet der Verfassungsrechtler Günter Dürig mit der an Kants zweiter Fassung des kategorischen Imperativs erinnernden „Objektformel". In dem von ihm verfassten Grundgesetzkommentar heißt es: „Die Menschenwürde ist getroffen, wenn der konkrete Mensch zum Objekt, zu einem bloßen Mittel, zur vertretbaren Größe herabgewürdigt wird."[12] Anders ausgedrückt: Es widerspricht der Menschenwürde, wenn der Mensch einer Behandlung

---

[8] Vgl. Johannes Reiter, Menschenwürde als Maßstab, Aus Politik und Zeitgeschichte (B 23-24/2004).

[9] Schmidt-Bleibtreu/Hofmann/Hopfauf, Kommentar zum Grundgesetz: GG, Köln [13]2014, 65.

[10] Vgl. Immanuel Kant, Metaphysik der Sitten (Weischedel-Ausgabe), Bd. IV, Darmstadt 1956, S. 600.

[11] Grundlegung zur Metaphysik der Sitten, Akademie-Ausgabe Kant Werke IV, 1968, S. 429, 10-12.

[12] Günter Dürig, Der Grundrechtssatz von der Menschenwürde, in: Archiv des öffentlichen Rechts, 81 1956, S. 117 - 157, hier: S. 127.

ausgesetzt wird, die seine Freiheit und seiner eindeutigen Willensäußerung prinzipiell in Frage stellt und übergeht.

1.4 Neuere Entwürfe zur Begründung der Menschenwürde.

Die mit den Erfahrungen der NS-Zeit begründete „Garantie" einer unbedingten Menschenwürde, die jede Abwägung ausschließt, wird von wachsenden Teilen der herrschenden Rechtslehre in Frage gestellt. Exemplarisch dafür steht die Neukommentierung des Art. 1 im tonangebenden Grundgesetzkommentar Maunz/Dürig[13] durch Matthias Herdegen. Der Streit kreist um die Frage: Darf die Menschenwürde als das Fundament unserer Verfassung einem Prozess der Abwägung unterworfen werden oder ist das Grundgesetz einem Menschenwürdeschutz verpflichtet, der keine Abwägung erlaubt? Matthias Herdegen löst sich in seinem Kommentar des Artikels 1 Absatz 1 des GG von dem bisherigen Verständnis, dass die Würde des Menschen unantastbar ist. Ernst-Wolfgang Böckenförde hält dagegen und überschreibt seinen Zeitungskommentar: „Die Würde des Menschen war unantastbar."[14] Robert Leicht hat als Überschrift für seine Stellungnahme in „Die Zeit" vom 11.09.2003 den Titel gewählt: „Wahret die Anfänge!" Matthias Herdegen betont einerseits, dass an sich jedem Menschen Würde zukommt, aber er relativiert andererseits seine Aussage und spricht vom *abgestuften* Würdeschutz.

Der Würzburger Moraltheologe Stefan Ernst kommt in einem Beitrag „Personenwürde und ärztliches Handeln"[15] zu der Aussage, dass die Rede von der Personenwürde für das ethische und damit auch für das ärztliche und pflegerische Handeln über die Bedeutung eines grundsätzlichen ethischen Appells nicht hinaus kommt. Die Berufung auf die Menschenwürde ist seiner Meinung nach nur ein notwendiger Appell oder nur ein formales Prinzip, das den Respekt vor der grundsätzlichen Gleichheit aller Menschen und vor ihrer jeweiligen Einzigartigkeit einfordert. Aus ihr lässt sich aber nicht sagen, was hier und jetzt zu tun sei.

---

[13] Theodor Maunz/Günter Dürig/Roman Herzog/Rupert Scholz (Hrsg.), Grundgesetz. Kommentar, München 2003.

[14] FAZ 3.9.03. Ders., Bleibt die Menschenwürde unantastbar?, in: Blätter für deutsche und internationale Politik 10/2004,1216-1227.

[15] In: Personenwürde und ärztliches Handeln. Hermeneutische Überlegungen zu einem verbreiteten Argument in der medizinischen Ethik, Stimmen der Zeit 9/2000, 609-621.

1.5 Was meint die Rede von der Menschenwürde?

Auf die Frage, warum man für den Menschen sorgen müsse und zwar für alle Menschen und für den Menschen mehr als für die anderen Lebewesen, gibt Cicero in seinem Werk „de officiis" die Antwort: „weil er Mensch ist." In der Bibel wird die herausgehobene Position des Menschen dadurch ausgedrückt, dass er als Ebenbild Gottes bezeichnet wird. In Gen 1,26f. heißt es: „Dann sprach Gott: Lasst uns Menschen machen als unser Abbild, uns ähnlich. Sie sollen herrschen über die Fische des Meeres, über die Vögel des Himmels, über das Vieh, über die ganze Erde und über alle Kriechtiere auf dem Land. Gott schuf also den Menschen als sein Abbild; als Abbild Gottes schuf er ihn. Als Mann und Frau schuf er sie." Das Schreiben der Deutschen Bischofskonferenz und des Rates der EKD mit dem Titel: „Gott ist ein Freund des Lebens" spricht von der Gottebenbildlichkeit als „Zentralbegriff in der Beschreibung der besonderen Würde des menschlichen Lebens [...] in der geistigen Welt des Christentums".[16] Eugen Biser verbindet die Menschenwürde mit der „Erhebung des Menschen zur Gotteskindschaft".[17] Jesus, der Sohn Gottes, wollte allen Menschen die Liebe Seines Vaters offenbaren und für sie „der Weg und die Wahrheit und das Leben"[18] sein. An Seinem Wort und Wirken und Leiden sollten Christen Maß nehmen und in ihrem Verhalten die Liebe einlösen, die auch den Bösen und Ungerechten umfasst. Gerade darin erweisen wir uns als „Söhne des Höchsten"[19]. Nur in dieser Spur der Liebe werden und bleiben wir die Hüter der Würde. Er selbst ist sich sogar am Kreuz treu geblieben. Ungerecht verurteilt hängt er zwischen Himmel und Erde und betet für die, die ihn kreuzigen. Er bleibt sich in der Liebe treu.

Der innere Kern der Menschenwürde liegt in dem Gedanken, dass jeder Mensch einzigartig, unersetzbar und unverrechenbar ist, dass er der Liebe, die ihn in besonderer Weise als Ebenbild Gottes ausweist, treu bleibt. „Gott ist die Liebe".[20] Darum trägt jeder Mensch in sich die Sehnsucht zu lieben und geliebt zu werden. Er ist berufen, sein Leben in einer Weise zu leben, dass die Liebe nicht verletzt wird. Er ist nicht nur Mitglied der menschlichen Gattung, also Individuum, sondern Person, d. h. dazu begabt, sein Leben verantwortlich zu ge-

---

[16] Trier 1989, 39.
[17] Eugen Biser, Gotteskindschaft und Menschenwürde. Eine neue Anthropologie, Limburg 2005, 44.
[18] Vgl. Joh 14, 6.
[19] Vgl. Lk 6,35.
[20] Vgl. 1 Joh 4,16.

stalten, sich selbst in seiner Einmaligkeit zu realisieren und sich mit anderen in Beziehung zu setzen. Damit ist untrennbar der Gedanke einer grundsätzlichen Gleichheit aller Menschen verbunden, d. h. einer Gleichheit in ihrer Würde und in den grundlegenden Rechten – bei aller Unterschiedlichkeit, die ja gerade auch in der Einmaligkeit und Einzigartigkeit begründet ist. Als einzigartiger Mensch ist jeder von den anderen verschieden. Aber gleich sind alle Menschen in ihrer Würde und in ihrer Berufung, ihre Einzigartigkeit zu realisieren. Aus diesem inneren Kern ergibt sich als Folgerung: Respektiere die Freiheit zur Liebe, d.h. allen gegenüber solidarisch und zugewandt zu sein. Kein Mensch darf instrumentalisiert werden! Damit ist der Verfügung des einen Menschen über den anderen eine Grenze gesetzt. Keiner darf einfach über einen anderen Menschen verfügen bzw. ihn zum Objekt machen. Die Menschenwürde markiert eine Grenze der Verfügung des einen über den anderen. „Menschen dürfen deshalb für andere Menschen nie *nur* Mittel zum Zweck sein."[21] Nun könnte man dagegen einwenden, dass wir Menschen einander doch immer wieder als Mittel gebrauchen, um bestimmte Zwecke zu erreichen. Wenn ich zum Arzt gehe, dann nutze ich sein Wissen und Können in meinem eigenen Interesse. Die Menschenwürde verbietet es nicht, andere Menschen bzw. ihre Fähigkeiten auch für eigene Zwecke zu nutzen, oder über sie zu verfügen, sondern sie verbietet es, den anderen *total* zu verzwecken oder über den anderen gegen seinen Willen total zu verfügen. Diesseits dieser Grenze gilt es, unser Leben zu leben und zu führen. Wilhelm Korff, inspiriert von Alfred Vierkandt[22] und Hans-Georg Gadamer[23], unterscheidet drei Grundeinstellungen, die das Verhalten der Menschen zueinander prägen.[24] Er nennt sie „interaktionelle Grundeinstellungen":

1. die sachhaft-gebrauchende Grundeinstellung. Jeder Mensch „braucht" die anderen für seine Interessen, er macht sich ihre Fähigkeiten zu Nutze, um seine Bedürfnisse zu erfüllen.

2. die konkurrierende und auch aggressive Grundeinstellung. Sie dient dazu, sich gegenüber anderen zu behaupten und durchzusetzen und dabei das eigene Lebensrecht und auch den eigenen Lebensraum zu

---

[21] Das Schreiben der katholischen und der evangelischen Bischöfe „Gott ist ein Freund des Lebens" 42.
[22] Alfred Vierkandt, Gesellschaftslehre,1923, ²1928, 394-504.
[23] Hans-Georg Gadamer, Wahrheit und Methode. Grundzüge einer philosophischen Hermeneutik, 1960, ²1965, 340-344.
[24] Wilhelm Korff, Der Rückgriff auf die Natur. Eine Rekonstruktion der thomanischen Lehre vom natürlichen Gesetz, in: Philosophisches Jahrbuch, 94. Jahrgang, 1987, 285-296.

verteidigen. So wehrt sich der Mensch gegen die Bevormundung durch andere, gegen Abhängigkeit und Unterdrückung. Solche Vereinnahmung durch andere kann auch sehr subtile Formen annehmen, so wenn jemand versucht, einen anderen abhängig zu machen, indem er ihm hilft. Unter diesem Gesichtspunkt ist der Mensch des Menschen Wolf.

3. die fürsorgende Grundeinstellung. Der Mensch hat auch den Wunsch, für andere zu sorgen, sie zu schützen und sie anzunehmen. Unter diesem Aspekt ist der Mensch des Menschen Mutterschaf.

So ist nach Wilhelm Korff das menschliche Leben prägende Gestaltungsgesetz seiner Natur nach „auf Bedürfniserfüllung, Selbstbehauptung und Fürsorgebereitschaft ausgerichtet".[25] Oder anders gesagt: „Der Mensch ist dem Menschen Bedürfniswesen, Aggressor und Fürsorger zugleich."[26]

Das Verhältnis dieser Grundeinstellungen zueinander ist nicht als Über- oder Unterordnung zu begreifen, sondern als Zusammenspiel, in dem jede ihren Part hat. Die fürsorgliche Grundeinstellung zeigt sich besonders in der sozialen Hilfeleistung. Hier, so könnte man meinen, seien die beiden anderen Grundeinstellungen ganz ausgeklammert bzw. müssten ganz ausgeklammert werden. Aber sie spielen auch in der Beziehung der Fürsorge eine Rolle. Der konkurrierende Impuls wehrt der Vereinnahmung durch den, dem ich helfe. Wenn er mich so beansprucht, dass ich keinen Raum zum Leben mehr habe und nicht mehr frei entscheiden kann, dann muss ich mich zur Wehr setzen. Ich darf mich nicht vereinnahmen lassen und muss notfalls Distanz schaffen. Der sachhaft-gebrauchende Aspekt in der fürsorglichen Grundeinstellung liegt darin, dass das Helfen auch Anerkennung und Selbstbestätigung bringt. Wer anderen hilft, erfährt innere Befriedigung und oft auch Freude, Sinnvolles getan zu haben. Manchmal ist die Hilfsbereitschaft im Wunsch nach Anerkennung und Bestätigung begründet, also im Wunsch, selbst Hilfe zu erfahren. Die Rede vom hilflosen Helfer spielt auf diesen Zusammenhang an. Helfen-Können ist eben auch eine Form der Sinnerfahrung und Sinnerfüllung des eigenen Lebens, und der Wunsch nach solcher Sinnerfahrung und -erfüllung ist legitim.

Die Forderung, den anderen nie *nur* als Mittel zum Zweck zu verstehen und entsprechend zu behandeln, schließt nicht aus, dass ich ihn bzw. seine Fähigkeiten sehr wohl für meine Interessen nutzen und

---

[25] A.a.O., hier: 293.
[26] A.a.O.

auch über ihn partiell verfügen kann, aber ich darf ihn nie *nur* zum Mittel machen.

Die Berufung auf die Würde dient also primär der Abwehr von Übergriffen von anderen Menschen oder staatlichen Einrichtungen, und sie schützt den inneren Freiheitskern jedes Menschen. Auch und gerade der Sterbende darf erfahren, dass nicht über ihn verfügt wird und dass er sich der Wertschätzung gewiss sein darf.

1.6 Was heißt „passive Sterbehilfe" und „indirekte aktive Sterbehilfe", „Tötung auf Verlangen" und „assistierter Suizid"?

Der Gebrauch unklarer Begriffe verwirrt und verunsichert. Auch Patienten und Ärzte wissen nicht so recht, was mit passiver und aktiver Sterbehilfe gemeint ist. In der juristischen Literatur wie in der Rechtsprechung begegnen uns Formulierungen, die bei Ärzten, Pflegenden und vor allem bei Ethikern auf Unverständnis stoßen. Im Urteil vom 17. März 2003 hatte der 12. Senat des Bundesgerichtshof (BGH) Stellung zu nehmen, ob und wann das Vormundschaftsgericht die Beendigung einer lebenserhaltenden Therapie genehmigen müsse. Der BGH zitiert in der Begründung des Urteils das vorlegende Gericht, das davon ausgeht, dass ein Behandlungsabbruch auf die Lebensbeendigung der Betroffenen „abziele". Der Senat schreibt, dass der geforderte Behandlungsabbruch das Leben des Patienten „beenden wolle". Damit unterstellt er eine Motivation bei den Ärzten, die auf die Herbeiführung des Todes abzielt, also eine Motivation, die im Widerspruch zum Arztethos steht und auch zum Grundgesetz.

Ein zweites Beispiel: Einen Monat zuvor, im Februar 2003, hat das Oberlandesgericht München in seiner Urteilsbegründung den Begriff „passive Sterbehilfe" verwendet. Es ging um einen Ethikvorbehalt der Pflegenden. Das Gericht formuliert, dass keine Ansprüche bestünden „auf die Mitwirkung an der Herbeiführung des Todes durch Einstellen der künstlichen Ernährung nach Maßgabe einer ärztlichen Verordnung"[27]. Auch hier wird ausdrücklich von einer Motivation zur „Herbeiführung des Todes" gesprochen. Es ist höchst bedenklich, dass ein Oberlandesgericht die Absicht unterstellt, *den Tod herbeizuführen.*

Die Motivation der Herbeiführung des Todes ist aber *kein* Ziel der Medizin. Das wäre ein Beispiel für Totalverfügung und diese widerspricht der Würde. Es kann und darf hier allein um die Frage gehen,

---

[27] OLG München NJW 2003, 1743.

das Selbstbestimmungsrecht eines Patienten zu achten, der eine vom Arzt empfohlene Behandlung ablehnt.

Abgesehen von den Ärzteverbänden in den Niederlanden und in Belgien wird von der World Medical Association und allen bekannten Ärzteverbänden das Ziel, den Tod eines Patienten herbeizuführen, als nicht mit dem ethischen Kodex der Ärzte für vereinbar erachtet.

Die beiden Beispiele verweisen auf ein Missverständnis, das im Begriff der passiven Sterbehilfe gründet. Der Arzt und Medizinethiker Stephan Sahm hält diesen Begriff für „gänzlich ungeeignet zur Beschreibung medizinischer Handlungen am Lebensende"[28] und möchte ihn am liebsten aus dem Repertoire medizinethischer Fachtermini gestrichen wissen. Dieser Begriff stifte nur Verwirrung beim medizinischen und pflegerischen Personal. Man geht davon aus, dass das Unterlassen – und versteht darunter die passive Sterbehilfe – erlaubt sei, bisweilen sogar geboten, und allemal straflos. Wie aber ist ethisch zu beurteilen, wenn eine Behandlung durch das Bewegen eines Schalters, etwa durch das Abschalten einer Atemmaschine oder durch das Absetzen einer medikamentösen Therapie beendet wird? Hier erleben die Handelnden ihr Tun durchaus als aktiv und dennoch glauben sie, das Abschalten bzw. das Absetzen – bei aller Hemmung im Einzelfall – ethisch rechtfertigen zu können.

Hier ist klar zu unterscheiden: Der Handlungsmodus – aktiv/passiv – sagt nichts über die ethische und rechtliche Bewertung einer Handlung aus. Was hier zum Ausdruck gebracht wird, ist der Ursache-Wirkungszusammenhang. Auch durch leichtfertiges oder bösartiges Unterlassen kann ich Leben beenden, etwa wenn ich ein Baby oder einen Sterbenden verhungern lasse. Was über die moralische und rechtliche Qualität meiner Handlungen entscheidet, ist die Intention und die Motivation. Was will ich mit meiner Entscheidung, worauf zielt sie ab? Wer wie die Begründungen in den Gerichtsurteilen von 2003 bei der passiven Sterbehilfe die Motivation der Herbeiführung des Todes unterstellt, verfängt sich im Gestrüpp unklarer Begriffe und vermag nicht mehr die bisweilen zwar hauchdünne, aber moralische entscheidende Membran zu sehen, die das „Sterbenzulassen" vom „Töten" trennt.

Noch deutlicher wird die Verwirrung der Begriffe, wenn von der „indirekten aktiven Sterbehilfe" die Rede ist. Darunter wird eine medizi-

[28] Stephan Sahm, Steffen Simon, Sterbebegleitung statt Sterbehilfe – die Debatte um die Grenzen der Medizin am Lebensende, in: Katrin Göring-Eckardt (Hg.), Würdig leben bis zuletzt. Sterbehilfe – Hilfe beim Sterben – Sterbebegleitung – Eine Streitschrift. Gütersloh 2007, 129-149, hier: 134.

nisch indizierte Maßnahme verstanden, die der Linderung der Beschwerden dient, wobei man eine unbeabsichtigte Beschleunigung des Todes in Kauf nimmt. Stephan Sahm gesteht offen, „dass unerwünschte Wirkungen medizinischer Maßnahmen, dazu zählen auch tödliche Folgen, zum medizinischen Alltag gehören"[29]. Die Frage, ob und wann unerwünschte Nebenwirkungen mit Todesfolge ethisch gerechtfertigt seien, stellte sich 1957 auf dem Weltkongress der Anästhesisten in Rom. Damals wandten sich die Ärzte an Papst Pius XII. mit der Frage, ob es erlaubt sei, schmerzstillende Mittel zu verabreichen, auch wenn damit das Leben verkürzt würde. Der Papst bejahte diese Frage. Nun führt inzwischen die fachgerecht durchgeführte Schmerztherapie nach allem, was die evidenzbasierte Palliativmedizin weiß, in weit geringerem Ausmaß zur Beschleunigung des Todes. Besonders bei der Schmerztherapie umschreibt man die mögliche unbeabsichtigte Wirkung mit indirekt aktiver (oder passiver) Sterbehilfe. Dabei ist nicht die Herbeiführung des Todes intendiert, sondern das Lindern der Leiden und Schmerzen, natürlich immer unter der Voraussetzung, der Kranke will es. Vor diesem Hintergrund erübrigt sich die Rede von der indirekten aktiven Sterbehilfe. In der internationalen medizinethischen Literatur, in den Dokumenten der Bundesärztekammer und auch des kirchlichen Lehramtes findet sich weder die Formel von der passiven Sterbehilfe noch die von der indirekten aktiven bzw. passiven Sterbehilfe. Ethisch von Belang ist, was uns zu einer Entscheidung motiviert und was wir eigentlich wollen. Den Tod herbeiführen bedeutet, über das Leben total zu verfügen, und das widerspricht dem ärztlichen und pflegerischen Kodex ebenso wie der Würde des Leidenden. „Bei Patienten mit infauster Prognose kommt es zunächst auf eine Änderung des Therapiezieles an. Ist eine lebenserhaltende Behandlung nicht möglich oder führt sie zu einer vom Patienten abgelehnten oder als nicht erträglich erachteten Leidensvermehrung, treten allein lindernde Therapieverfahren in den Vordergrund, d.h. die palliative Versorgung. Ziel ist nicht der Tod des Betroffenen. Handlungsleitend ist vielmehr die Erkenntnis, dass das Sterben zuzulassen ist und nicht ohne unzumutbare Belastungen und Leiden der Betroffenen verlängert werden darf."[30]. Diese Grundeinstellung ist von fundamental anderer Art als die Motivation, den Tod bewusst herbeiführen zu wollen.

---

[29] A.a.O., 134.
[30] A.a.O.,137f.

Die ethische bedeutsame Unterscheidung in der Motivation erklärt, dass in der medizinethischen Literatur wie in den Dokumenten der Ärzteschaft auch der Begriff „Therapieabbruch" nicht vorkommt. Selbst wenn es nicht mehr als sinnvoll erscheint, das Leben zu verlängern, weil es das Sterben verlängern würde, wird der Arzt weiterhin medizinisch beistehen, allerdings dann nur mit dem Ziel, das Leiden zu lindern. Diese Sicht erlaubt es, das bewusst herbeigeführte Sterben konsequent abzulehnen, ohne den handelnden Ärzten und Pflegern eine unbegrenzte Pflicht zur Lebensverlängerung aufzuerlegen.

Von besonderer Brisanz ist die Unterscheidung „Tötung auf Verlangen" und „ärztlich assistierter Suizid". Im ersten Fall wird der Arzt gebeten, den Tod des Patienten bewusst herbeizuführen. Damit macht sich der Arzt strafbar. Im zweiten Fall bleibt er straffrei, wenn er dem Sterbewilligen ein tödlich wirkendes Mittel anbietet, das dieser selbst einnimmt. Wenn der Arzt auch rechtlich nicht belangt wird, ist er auch ethisch „im Recht"? Die Intention des Arztes ist darauf aus, dem Willen des Patienten entgegenzukommen, dass der Tod herbeigeführt wird. Der Arzt wirkt mit. In beiden Fällen geht es um eine aktive Mitwirkung zum Töten, was ethisch anders bewertet wird als das „Sterben zulassen", d. h. den Sterbenden begleiten, ihn nicht allein zu lassen und alles daran zu setzen, dass die Schmerzen gelindert werden. Hier stirbt der Patient nicht durch die Hand des Arztes, sondern an seiner Hand.

Die nur kurzen und sporadischen Hinweise auf die begriffliche Klärung können eine Hilfe sein bei der Lösung ethischer und moralischer Konflikte im Blick auf eine lebenserhaltende Behandlung am Lebensende. Eine besondere Not kann im Verlauf des Lebens eintreten, dass der Geist immer mehr versagt und der Patient nicht mehr in der Lage ist, selbst zu entscheiden. Für diesen Fall haben sich in den vergangenen Jahrzehnten die Instrumentarien der Patientenvorsorge herausgebildet, die dafür einstehen, dass nicht über den Willen des Patienten in jenen Phasen seiner Erkrankung entschieden wird, in denen er nicht mehr entscheiden kann. Was in dieser Situation von besonderer Bedeutung ist, ist die Empathie und die Gewissensentscheidung des Arztes, die ein hohes Maß an Gewissensbildung voraussetzt.

2. Patientenvorsorge und -verfügung – Retterin der Würde?

Zu einem würdevollen Sterben gehört, dass der Sterbende damit rechnen darf: Sein im Voraus geäußerter Wille wird ernst genommen, auch wenn er diesen Willen nicht mehr äußern kann. Dazu wird die Patientenverfügung angeboten. Die Reichweite der im Vorhinein schriftlich fixierten Willensäußerung ist in kirchlichen Kreisen nach wie vor heftig umstritten. Es zeichnet sich jedoch der Trend ab, dass die Patientenverfügung ihre Geltung bereits entfaltet, wenn der Patient entscheidungsunfähig ist und nicht erst am Beginn seines Sterbens. Mit Patientenverfügungen können Menschen vorab festlegen, wie sie im Fall einer schwerwiegenden Erkrankung medizinisch behandelt werden wollen.

Die Patientenverfügung ist in der ethischen Landschaft ein relativ junges Gewächs. Ungewöhnliches Öffentlichkeitsinteresse bescherte ihr der Kemptener Prozess, der 1994 abgeschlossen wurde. Sogar der Bundesgerichtshof wurde angerufen. In Kempten war eine Frau, über siebzig Jahre alt, bereits seit Jahren schwer dement. Man hatte schon im Altersheim beschlossen, wenn einmal ein Herzstillstand eintreten sollte, dann wolle man nicht eingreifen. Man hatte sich vorgenommen: Keine Lebenserhaltung um jeden Preis. Es kam nun tatsächlich zum Herzstillstand. Irgendjemand griff dennoch ein. Tatsächlich schlug das Herz wieder, die Atmung kam wieder, nur die Hirnfunktionen kamen viel weniger zurück, als sie vorher da waren. Die Frau konnte jetzt nicht mehr schlucken und war praktisch bewusstlos. Man musste sie über eine Nasensonde ernähren. Mit der Sonde gab es Schwierigkeiten, so dass man beschloss, eine Sonde durch die Bauchhaut in den Magen (PEG) zu legen. Die Anästhesisten verweigerten die Mitarbeit, wollten es der bewusstlosen Frau mit 74 Jahren ersparen. Man fand schließlich mit viel Mühe einen Chirurgen, der den Eingriff mit lokaler Anästhesie durchführte: Unter Kontrolle vom Mageninneren her durch das Gastroskop wird die Sonde durch die Bauchwand direkt in den Magen eingeführt. Die Pflege war sehr mühevoll. Der Sohn besuchte sie täglich, aber der Arzt meinte schließlich, dass es auf Dauer so nicht weitergehen könne und schlug vor, die künstliche Ernährung durch die Sonde zu beenden, also keine Nahrungsstoffe mehr zuzuführen, sondern ausschließlich Tee. Der Sohn sagte, das könne er so nicht entscheiden. Er müsse sich erst mit der Verwandtschaft besprechen. Nach zwei Monaten intensiver Diskussion mit den Verwandten und Freunden stimmte er schließlich dem Vorschlag des Arztes zu. Das Pflegepersonal verwehrte sich dieser Entscheidung mit der Begründung, man könne doch die Patientin nicht verhungern lassen und wandte sich an den Leiter des Hauses. Dieser warf ein, das sei eine Änderung der Therapie, die zum Tode führen könne, und aus diesem Grunde müsse das Vormundschaftsgericht sie erst genehmigen. Man ging zum Vormundschaftsrichter, der seinerseits jedoch darauf verwies, dass er Gutachter benötige. Die zuständige Gerichtsärztin stellte fest, man könne die Frau nicht verhungern lassen und ordnete als Gutachterin an, die Ernährung weiterzuführen. Der Richter entsprach der Anordnung und die Ernährung wurde weiter durch die Sonde durchgeführt. Der Vormundschaftsrichter unterhielt sich in dieser Angelegenheit mit dem zuständigen Staatsanwalt, worauf dieser betonte, dass der ursprüngliche Vorschlag versuchter Totschlag durch Unterlassung sei. Es wurde Anklage erhoben gegen den Arzt und den Sohn. Beide wurden zu einer sehr geringen Strafe verurteilt. Das Urteil wurde vom Bundesgerichtshof jedoch aufgehoben, und in erneuter Verhandlung kam es zum Freispruch.

Was aber war der Kern der Angelegenheit? Die Juristen sagten, das Unterlassen lebenserhaltender Maßnahmen könne in Einzelfällen gerechtfertigt sein, wenn dies dem Willen des Patienten, dem mutmaßlichen oder gar dem festgestellten, entspreche. Diese Frage habe das erste Gericht nicht genügend berücksichtigt. Erst in zweiter Linie kämen objektive Gesichtspunkte in Frage, also wenn evtl. der Wille des Patienten überhaupt nicht zu ermitteln sei. In dem zweiten Verfahren bot man dann Zeugen auf, die angaben, diese Frau hätte vor vielen Jahren eine Fernsehsendung über eine Intensivstation gesehen, dass Patienten mit Schläuchen dagelegen hätten. Da hätte sie gesagt: So, mit vielen Schläuchen, möchte ich nicht sterben. Das wurde dann als Wille der Patientin erklärt und führte zum Freispruch der beiden. Die Aussage dieser Frau konnte gar nichts Spezifisches sein, sondern nur etwas ganz Allgemeines. Dennoch hat das Gericht gemeint, das müsse hier als Wille der Patientin ernst genommen werden. Das ist die Situation, in der wir uns im Augenblick befinden: Der Wille des Patienten, der im Vorhinein festgelegt ist, erhält zum ersten Mal 1994 durch den Spruch des Bundesgerichtshofs große Bedeutung und muss in dem Entscheidungsprozess mit berücksichtigt werden.

Der Nachteil aller dieser Verfügungen ist, dass sich kein Mensch die Situationen, in die er kommen wird, vorstellen kann. Im Normalfall, wenn der Patient entscheidungsfähig ist, fällt der Arzt ein fachliches Urteil über den Wert oder Unwert einer medizinischen Behandlung. Sein Urteil, ob eine technisch mögliche Maßnahme dem einzelnen Kranken in seiner Situation gerecht wird, konstituiert die medizinische Indikation. „Damit geht sie mit all ihren wertenden Inhalten der

Zustimmung der Betroffenen voraus"[31]. Ein Patient kann nur einfordern bzw. ablehnen, was vorher vom Arzt als sinnvoll bzw. als nicht empfehlenswert beurteilt worden ist. Dieses Urteil über die Angemessenheit einer Behandlung wird der Arzt in das Gespräch mit dem Patienten, evtl. auch mit den Pflegenden und den Angehörigen, einbringen und dafür Sorge tragen, dass weder die Autonomie des Patienten noch die Fürsorgepflicht des Arztes Schaden leiden. Aber dieses Gespräch fällt mit dem entscheidungs*un*fähigen Patienten aus. Darum muss der Arzt aufgrund der ihm vorliegenden Verfügung prüfen, ob sie die derzeitige Diagnose bereits im Vorhinein beschrieben hat und ob die Willensäußerung für eine Behandlung eindeutig und sinnvoll ist.

Was vor allem nottut, ist eine Kultur der Kommunikation. Die Gerichte räumen der Selbstbestimmung einen hohen Rang ein. Ärztliches Tun ohne Einverständnis des Patienten wird als Körperverletzung geahndet. Wenn es bei der Frage, was hier angemessen ist und das Beste für den Patienten wäre und am ehesten seinem (mutmaßlichen) Willen entspricht, zu keiner Einigung zwischen Arzt und Angehörigen bzw. dem Vorsorgebevollmächtigtem kommt, muss das Betreuungsgericht angerufen werden. Wenn der Wille des Sterbenden mit Macht durchgesetzt wird, mag seine Autonomie gewahrt bleiben, aber daraus folgt noch nicht, dass damit ein gutes Sterben verbunden ist. Selbstbestimmt zu sterben und gut zu sterben können durchaus verschieden erlebt bzw. erlitten werden. Der Kranke, und erst recht der Sterbende, ist in seiner Autonomie begrenzt. Man weiß nicht, was man wollen wird, wenn man nicht mehr wollen kann. Außerdem besteht die Gefahr, dass die Patientenverfügung, wie Stephan Sahm befürchtet, „diktatorisch" gelesen wird, d.h. die Anweisungen in der Patientenverfügung würden befolgt, obwohl die medizinische Indikation auch alternative Behandlungsschritte nahelegt. Wer eine Patientenverfügung unterschreibt, läuft Gefahr, dass Ärzte sich daran halten. Behandlungswünsche in gesunden und kranken Tagen können sich erheblich unterscheiden. Wer krank ist, urteilt in der Regel anders.

Wer aber soll die Entscheidung übernehmen? Die befragten Patienten wünschen eine stellvertretende Entscheidung durch einen Vorsorgebevollmächtigten im Zusammenspiel mit den Ärzten. Medizinische Kompetenz, Kenntnis der Persönlichkeit und die Wünsche der betroffenen Personen müssen zusammenwirken.

---

[31] Stephan Sahm, a.a.O. 139.

Die Schwächen der Patientenverfügung können durch die *Vorsorgevollmacht* aufgefangen werden. Auch hier bringen wir unseren Willen im Vorfeld einer Erkrankung oder des Sterbens zum Ausdruck und dürfen darauf hoffen, dass unser Wille in die Entscheidungen der Vorsorgebevollmächtigten und der Ärzte und Pflegenden einbezogen wird, wenn wir nicht mehr in der Lage sind, unseren Willen zu äußern. Mit der Vorsorgevollmacht wird eine Person des Vertrauens selbst bestimmt und ihr die Aufgabe anvertraut, im Falle der Entscheidungsunfähigkeit stellvertretend die Wünsche und den Willen des entscheidungsunfähigen Patienten im Rahmen der medizinischen Behandlung zu vertreten. Dem Vorsorgebevollmächtigten gegenüber können im Vorhinein konkrete Behandlungswünsche geäußert werden. Diese Behandlungswünsche bilden eine verbindliche Richtschnur für die Vertrauensperson, deren Aufgabe es ist, den Willen des Patienten gegenüber Ärzten und Pflegepersonal geltend zu machen und durchzusetzen. Vertrauenspersonen und Ärzte haben nach dem Willen bzw. dem mutmaßlichen Willen zu handeln, d.h. der Behandlung zuzustimmen, wie wenn der Patient es selbst in dieser Situation getan hätte.

Der Vorteil der Vorsorgevollmacht gegenüber der Patientenverfügung liegt darin, dass eine Vertrauensperson, mit der der spätere Patient sich ausführlich ausgetauscht hat und der die Behandlungswünsche kennt, am ehesten in der Lage ist, in den kaum vorhersehbaren Situationen einer Krankheitsentwicklung eine gute Entscheidung für die Behandlung zu treffen. Die Vertrauensperson darf Krankenunterlagen einsehen und deren Herausgabe an Dritte bewilligen. Alle behandelnden Ärzte und das nichtärztliche Personal werden ihr gegenüber von ihrer Schweigepflicht entbunden. In einem kommunikativen Prozess kann die Entscheidung im Sinne des entscheidungsunfähigen Patienten getroffen werden. Auf diese Weise wird ihre Würde auch in jenen Situationen gewahrt, in der der Patient am schwächsten ist.

3. Gewissensentscheidung des Arztes

In letzter Zeit mehren sich die Plädoyers, den Arzt als „Helfer zum Sterben" in der Nähe zu wissen. In seinen Überlegungen zu assistiertem Suizid und aktiver Sterbehilfe illustriert Markus Rückert in einem Bild „Edgar Allan Poe'schen Zuschnitts" seine Aussageintention: „Stellen Sie sich vor, Sie befinden sich in einem Zimmer, ganz alleine, es ist dunkel, und Sie spüren die kalten Wände um sich herum; und Sie merken, wie diese immer enger zusammenrücken. An einer Seite ist zwar eine Tür, aber Sie wissen, die ist versperrt von außen. Sie sind allein und haben keine Chance aus dieser Situation zu entkommen. Und dann stellen Sie sich vor, Sie befinden sich in einem Zimmer ganz alleine, es ist dunkel, und Sie spüren die kalten Wände um sich herum; und Sie merken, wie diese immer enger zusammen rücken. An einer Seite ist zwar eine Tür, aber Sie wissen, die ist versperrt von außen. Sie sind allein und hätten keine Chance aus dieser Situation zu entkommen; aber Sie haben den Schlüssel zu der Tür."[32] Markus Rückert ist sehr daran gelegen, nicht vornherein, die Tür von außen zu versperren und dem Arzt wie dem Patienten jegliche Wahlmöglichkeit und Entscheidungsfreiheit am angstvollen Ende des Lebens zu nehmen. Er will die verantwortliche Selbstbestimmung des Sterbenden gewahrt wissen. In eine ähnliche Richtung zielt Michael de Ridder mit seinem ärztlichen „Plädoyer für eine neue Sterbekultur in Zeiten der Hochleistungsmedizin"[33]. Für ihn lautet die zentrale Frage, ob wir als Gesellschaft mitfühlend genug sind, Menschen, die schwerst erkrankt sind und auf keine Genesung mehr hoffen können, zu gestatten, auf ihren Wunsch hin ihr Leben mit ärztlicher Hilfe zu beenden? Diese Patienten sind in der Lage, frei und verantwortlich zu entscheiden. Sie erfahren Zuwendung sowie ärztliche und pflegerische Versorgung und sie sind über alle palliativmedizinischen Optionen aufgeklärt, aber sie leiden und äußern den dringenden Wunsch, mit ärztlicher Hilfe ihrem Leben ein Ende zu setzen. Für Michael de Ridder kann und darf es eine Normierung des Sterbens nicht geben. Er will dem Arzt in brenzligen Situationen die Gewissensfreiheit sichern und fordert ein, wofür sich der frühere inzwischen verstorbene Präsident der Bundesärztekammer Jörg-Dietrich Hoppe eingesetzt hat: Die Beihilfe zum Suizid gehöre zwar nicht zu den ärztlichen Aufgaben, sie solle aber möglich sein, wenn es der Arzt mit seinem Gewissen vereinbaren könne.

Entscheidungen über Leben und Tod sind jedoch nicht korrigierbar. Wenn hier das Gewissen des Arztes verantwortlich mitentscheiden soll, muss es gebildet sein. Es ist zu hoffen, dass die Ärzte dazu in der Lage sind. Denn nicht immer ist es leicht, dem Sterbewilligen gerecht zu werden, – selbst wenn er dringend um die tödliche Spritze bittet. Dazu exemplarisch eine Erfahrung, die sich in dem von Anschütz

---

[32] Markus Rückert, Von Liebe und Tod. Überlegungen zu assistiertem Suizid und aktiver Sterbehilfe, in: George Augustin, Johannes Reiter, Markus Schulze (Hg.), Christliches Ethos und Lebenskultur, Paderborn 2009, 427-442, hier: 442.

[33] Wie wollen wir sterben?, DVA 2010; ferner Wie wollen wir sterben, Interview in: GEOWISSEN, Vom guten Umgang mit dem Tod, Nr. 51, 2013, 53-59.

und Wedler herausgegebenen Buch Suizidprävention und Sterbehil-fe[34] findet:

„Ich werde von einer chirurgischen Station angerufen, die die Bitte eines Patienten weitergibt, der Seelsorger solle zum Gespräch zu ihm kommen. Ich treffe einen etwa 70jährigen Mann an, der in einem an die Wand gerückten Bett liegt, das zur zugänglichen Seite hin mit einem Gitternetz bespannt ist. Ich habe schon im Stationszimmer erfahren, dass der Patient vor allen Dingen nachts außerordentlich unruhig sei. Der Mann sieht blass und abgemagert aus. Dagegen wölbt sich der Bauch trotz der Zudecke deutlich sichtbar hervor. Seine Diagnose ist mir mit einem nachwachsenden Tumor nach der Operation vor einem Jahr mitgeteilt worden. Es ist sofort zu sehen, dass der Mann Schmerzen hat. Trotzdem spricht er mich mit verständlicher Stimme an. Er sei schwerkrank, habe keine Aussicht auf Heilung, müsse unerträgliche Schmerzen aushalten, und deswegen wollte er nicht mehr leben. Er habe das den Ärzten schon mehrfach gesagt, aber die weigerten sich, ihn zu erlösen (Er gebraucht diesen Ausdruck.) Darum möchte doch bitte ich, als Geistlicher, den Ärzten sagen, dass es moralisch nicht verwerflich sei, einen so schwer leidenden, schwerkranken Menschen wie ihn durch die Spritze zu erlösen. Er selber gehöre nicht der Kirche an, denn er sei das Kind jüdischer Eltern. Er habe sich aber dem Judentum als religiöser Gemeinschaft nie zugehörig gefühlt. Wenn ich als Geistlicher – das wiederholt er betont – den Ärzten das sagen würde, dann hätte das doch ein ganz anderes Gewicht. Auch seine Frau wisse von seinem Wunsch, von diesem Leiden erlöst zu werden. Ich könne mich bei ihr vergewissern, dass er das mehrfach gesagt habe. Er bittet mich dringlich, seinen Wunsch bei den Ärzten zu unterstützen. Ich widerstehe dem und halte dabei seinem Blick, aus großen ängstlichen Augen auf mich gerichtet, stand. Ich sage ihm, dass ich die Bitte um aktive Tötung in keinem Falle unterstütze, biete aber an, dass ich ihn in seiner offenbar zum Verzweifeln schlimmen Lage nicht allein lassen werde, und bereit bin, täglich zu ihm zu kommen. Er stimmt dem nicht ausdrücklich zu, lehnt aber auch weitere Besuche nicht ab. Ich besuche ihn eine Woche lang täglich. Dabei wiederholt sich unser Gespräch vom ersten Besuch in geringfügigen Variationen. Aber er erträgt meine Nähe auch über längere Anwesenheit hin und fängt gelegentlich an, aus seinem Leben zu erzählen.

---

[34] Ullstein Mosby 1996, 125.

Am sechsten Tag schließlich fragt er mich, ob ich einen Brief für ihn schreiben würde (er selbst ist absolut zu schwach dazu). Das bejahe ich selbstverständlich und hole mir aus dem Stationszimmer etwas zum Schreiben. Er diktiert dann, mit Namen und Adressen (aus dem Kopf), drei Briefe: einen an einen Freund, den er vor Jahren mit dessen Ehefrau betrogen hat. Die beiden anderen an Geschäftspartner, die er hintergangen hat. Nach den Diktaten liegt er schweigend und völlig erschöpft da. Nach langer Pause bringe ich meine innere Bewegung über das Gehörte zum Ausdruck und verabschiede mich mit der Zusage wiederzukommen, wie inzwischen üblich geworden.

Am anderen Tag berichtet mir die Schwester, dass er in dieser Nacht ruhig gewesen sei. Der Patient lebte danach ein wenig auf. Er wurde mit Einverständnis seiner Frau, die Hilfe über eine Sozialstation organisiert hatte, nach Hause entlassen. Sie schrieb mir später, dass er einige Wochen danach friedlich gestorben sei. Wenn Sie diesen Patienten vor einer Videokamera seinen festen und wiederholten Willen um vorzeitige Beendigung seines Lebens hätten sprechen lassen, würde der Film äußerlich einen kompetenten, wachen und zur Selbstbestimmung fähigen Menschen zeigen. Wenn seiner Bitte entsprochen worden wäre, hätte man einen Menschen um sein humanes Sterben betrogen"[35] Diese Geschichte ist kein Einzelfall. Oft liegt in den Tiefenschichten unseres Gedächtnisses so manches, was über Jahre verdrängt worden ist und was nur in einer Atmosphäre des Vertrauens ausgesprochen werden kann. Das Verhalten des Seelsorgers verdient Respekt, aber nicht jeder ist bereit, sich so zu verhalten.

Eher begegnet uns angesichts Schwersterkrankter und Leidender Unverständnis und Widerspruch: „Wie kann man nur gegen die Straffreiheit aktiver Sterbehilfe sein?" Und fast immer kommt irgendwann der Satz: „Jedem Hund gewährt man den Gnadentod, warum nicht auch einem Menschen? Das ist doch gegen die Menschenwürde." Die Verweigerung von aktiver Sterbehilfe und ihrer strafrechtlichen Legalisierung erscheint vielen Menschen als ein Angriff auf das Selbstbestimmungsrecht von Sterbenden. Diese ablehnende Haltung bringe Menschen in eine würdelose bzw. unwürdige Situation.

Ein recht hoher Prozentsatz in unserer Bevölkerung ist der Auffassung: Das bewusste Beenden des Lebens, die aktive Sterbehilfe sei der richtige Weg zu einem guten Tod. Wer diese Auffassung nicht

---

[35] Zit. aus: Udo Schlaudraff, Zwischen Konsens und Widerstand. Was ist verhandelbar und was nicht? In: Walther Gose, Herbert Hoffmann, Hans-Gerd Wirtz (Hrsg.), Aktive Sterbehilfe? Zum Selbstbestimmungsrecht des Patienten. Paulinus: Trier 1997, 9-28, hier 25-27.

teilt, in ihr sogar große Gefahren für unsere gegenwärtige und zukünftige gesellschaftliche Entwicklung sieht, ist gut beraten, sich um eine einfühlsame und argumentativ nachvollziehbare Auseinandersetzung mit den Motiven und Gründen zu bemühen, durch die Menschen in so großer Zahl veranlasst werden, nach aktiver Sterbehilfe oder nach ärztlich assistiertem Suizid zu rufen.

Mir geht es um den argumentativen Aufweis, dass und warum aktive Sterbehilfe und der assistierte Suizid nicht der richtige Weg zu einem guten Tod sind. Dabei liegt mir an einer einfühlsamen Suche nach einem Weg, der die Ängste großer Bevölkerungsgruppen ernstnimmt. Im Anschluss an Wilfried Härle nenne ich fünf Gründe, die mir plausibel erscheinen, warum die aktive Sterbehilfe und der assistierte Suizid nicht die bessere Alternative zum Zulassen und Geschehen lassen des Sterbens sind.[36]

Die Tötung eines Menschen, von dem wir nicht lebensgefährlich bedroht werden, ist nicht nur in unserem christlichen Kulturkreis ein Tabu, das nicht verletzt werden darf. Zu den grundlegenden Überzeugungen des christlichen Glaubens und der anderen monotheistischen Religionen gehört es, dass das Sterben und der Tod des Menschen, weil er Gottes Geschöpf ist, den Charakter eines „Geschicks" hat, das anzunehmen ist und das nicht den Charakter einer willkürlichen Entscheidung hat, über die der Mensch verfügen dürfte. Es geht mir hier um ein Verständnis des menschlichen Sterbens, das dessen Charakter als „Schicksal" gerecht wird. In dieses Verständnis greifen die Tötung auf Verlangen und der ärztlich assistierte Suizid eigenmächtig ein. Auf weite Strecken können wir in unserem Leben das Lebensschiff selbst steuern, bis zu dem Zeitpunkt, wo wir nicht mehr agieren können, sondern uns hineinschicken müssen in die schwere Kunst, geschehen zu lassen.

Im Unterschied zum Suizid tangiert sowohl die Tötung auf Verlangen als auch der ärztlich assistierte Suizid nicht nur den Menschen, der diese letzte, verzweifelte Entscheidung über sich selbst trifft und an sich selbst vollzieht, sondern immer auch einen weiteren, einen anderen, dem damit zugemutet wird, zu einem Tötenden zu werden und mit der Erinnerung an diese Handlung zu leben oder fertig zu werden. Die Dichterin Mascha Kaleko warnt daher: „Bedenkt: den eigenen Tod, den stirbt man nur, doch mit dem Tod der andern muss

---

[36] Vortrag auf dem 5. Petersberger Gesundheitssymposium am 29. Juni 2006.

man leben"[37]. Aktive Sterbehilfe mutet einem anderen Menschen zu, das Leben bewusst zu beenden und mit der Erinnerung zu leben. Nicht nur die Erfahrungen in den Niederlanden, sondern auch die innere Logik der rechtlichen Freigabe der Tötung auf Verlangen zeigen, dass es nach Freigabe der aktiven Sterbehilfe bei einer Begrenzung auf ausdrücklich verlangte Tötungshandlungen im Sinne der freiwilligen Sterbehilfe nicht bleibt. Mit innerer Notwendigkeit werden dann auch Menschen getötet, die nicht mehr einwilligungsfähig sind, wie es inzwischen in Belgien geschieht, aber – zumindest nach dem Eindruck der Angehörigen und Ärzte – ebenso leiden, wie Sterbende, die den Tötungswunsch äußern. Warum sollte man einwilligungsunfähigen Sterbenden diejenige „Wohltat" verwehren, die man einwilligungsfähigen Sterbenden auf ihren Wunsch hin gewährt. Es entstünde sonst der Eindruck, dass die Einwilligungsunfähigen für ihren Zustand gewissermaßen im Nachteil sind. Ihnen wird der sogenannte „Gnadentod" vorenthalten. Das heißt aber: Dem Einstieg in die Tötung auf Verlangen folgt unweigerlich der Übergang zur Tötung ohne Verlangen.

Die Repräsentanten der Schweizerischen Organisationen zur Realisierung des (ärztlich) assistierten Suizids argumentieren für ihr Vorhaben stark mit der Zahl misslungener Suizidversuche. Die Tatsache, dass mehr als 95% aller Suizidversuche misslingen, wird von der Organisation „Dignitas" als Argument für die Legalisierung des assistierten Suizids gebraucht. Tatsächlich ist sie jedoch eines der starken Argumente gegen diese Forderung. Es ist offensichtlich richtig, dass von hundert Suizidversuchen nur ganz wenige „gelingen", die anderen aber „scheitern". Nun ist es keineswegs schwer, sich selbst das Leben zu nehmen, wenn man dazu ernsthaft entschlossen ist und auch die geeigneten Mittel wählt. Die Tatsache, dass es tatsächlich eine so außerordentlich hohe Rate von nicht erfolgreichen Suizidversuchen gibt, ist in der Suizidforschung schon seit Jahrzehnten bekannt und so interpretiert worden, dass der Suizidversuch in der Regel *nicht* das Ziel verfolgt, aus dem Leben zu scheiden, sondern die Umgebung in möglichst dramatischer Form darauf aufmerksam zu machen, wie sehr ein Mensch leidet und wie ausweglos er seine eigene Situation empfindet. Der Suizidversuch ist ein Hilferuf. Wird nun dieser Hilferuf von Organisationen wie „Dignitas" oder „Exit" so aufgenommen, dass er zum tatsächlichen Suizid weitergeleitet wird, so können damit

[37] M. Kaleko, Verse für Zeitgenossen, (Düsseldorf 1978) Reinbek [20]2005, 9.

Menschen faktisch in vielen Fällen gegen ihren eigentlichen Willen in den Suizid getrieben werden.

Das gewichtigste Argument von Wilfried Härle gegen eine rechtliche Freigabe der Tötung auf Verlangen oder des ärztlich assistierten Suizids wird jedoch erst dann sichtbar, wenn man sich fragt, was es für die künftige Situation des Sterbens in unserer Gesellschaft, insbesondere für Menschen mit einem langen Sterbeprozess, bedeuten würde, wenn diese Möglichkeiten rechtlich offen stünden. Ich lasse die ökonomischen Argumente, die dabei eine Rolle spielen können, beiseite und konzentriere mich auf die psychischen Aspekte. Was bedeutet es für einen sterbenden Menschen, der miterlebt, dass seine Pflege für seine Angehörigen aufwändig und belastend ist, wenn er weiß, dass er die gesetzliche Möglichkeit hat, um die Beendigung seines Lebens zu bitten. Bereits die Vermutung, er fiele den Verwandten zu sehr zur Last und sie warteten nur auf ein Signal des Sterbenden, endlich sein Leben zu beenden, reicht aus, um einen Menschen auf der letzten Wegstrecke in eine fürchterliche Situation zu bringen. In verschiedenen Varianten läuft das Diktum um, das der verstorbene Bundespräsident Johannes Rau gegen die aktive Sterbehilfe anführt: „Wo das Weiterleben nur eine von zwei legalen Optionen ist, wird jeder rechenschaftspflichtig, der anderen die Last seines Weiterlebens aufbürdet".[38] Eine solche Situation können wir nicht nur aus christlicher Sicht nicht wollen. Darum spricht auch dieses Argument gegen die Zulassung der aktiven Sterbehilfe und des assistierten Suizids.

Die Argumente sollten zeigen, warum aktive Sterbehilfe nicht der richtige Weg zu einem guten Tod ist. Der Weg zu einem Sterben in Würde wird geebnet und erleichtert: durch die Gewissheit, dass der Sterbeprozess nicht wider den Willen des Sterbenden hinausgezögert wird, sondern dass er sterben darf, wenn er sterben will und die Zeit dazu gekommen ist. Menschen haben im Blick auf ihr Sterben Angst vor einer Medizin, die nicht loslassen, nicht aufgeben kann und die das Therapieziel in der letzten Lebensphase nicht ändern will, sondern auch noch die letzte verfügbare Patrone gegen den Erzfeind Tod verschießt. Wenn die Sterbephase begonnen hat, gibt es keine guten oder gar zwingenden Gründe, diese Phase gegen den Willen des Sterbenden zu verlängern bzw. hinauszuzögern. Das Sterben zulassen ist etwas völlig anderes, als einen Menschen zu töten. Zu ster-

---

[38] Johannes Rau, Wird alles gut? Für einen Fortschritt nach menschlichem Maß, Frankfurt am Main 2001, 27f., wobei der Bundespräsident sich darauf beruft, dass „ein Arzt" dies „vor kurzem so formuliert" habe.

ben ist die Bestimmung jedes Menschen, getötet zu werden ist die Bestimmung keines Menschen.

Der Weg zu einem guten Tod wird auch geebnet durch die Erwartung und Erfahrung von wirksamer Schmerzlinderung. Viele Menschen haben im Blick auf ihr Sterben Angst vor unerträglichen Schmerzen und auch vor einer Situation, in der man völlig auf fremde Hilfe bei der Nahrungsaufnahme, bei den Ausscheidungsvorgängen sowie bei der Körperpflege angewiesen ist. Beim heutigen Stand der ärztlichen Kunst können wir fast jeden Schmerz so weit lindern, dass er zumindest „erträglich" ist, wenn er nicht sogar ganz verschwindet. Allerdings sprechen Palliativmediziner von wenigen Ausnahmen, in denen der Schmerz nicht medikamentös beherrscht werden kann. Als Grund wird schweres seelisches Leiden angegeben oder Kummer oder Trauer. Hier hat nicht zuletzt die Seelsorge die Aufgabe, im Zusammenwirken mit der Palliativmedizin, solchen Menschen zu helfen. Durchweg wünschen sich die Menschen, in vertrauter Umgebung und im Kontakt mit lieben Menschen zu sterben. Gott sei Dank haben wir mit den stationären Hospizen und den ambulanten Hospizdiensten und mit Palliativstationen Einrichtungen, die die Möglichkeit bieten, etwas von der Kultur des Sterbens in vertrauter Umgebung wiederzugewinnen.

In den Phasen des Sterbens sollten Ärzte, Pflegende und Seelsorger erreichbar sein. Damit macht Wilfried Härle auf einen Aspekt aufmerksam, der wenig bedacht wird. Denn in der Sterbephase kann es eine Aufdringlichkeit geben, der gegenüber der Wunsch des Patienten nach Alleinsein Respekt verdient. Im Normalfall jedoch sind die Sterbenden dankbar, wenn auch Ärzte bereit sind, sie zu begleiten, obwohl keine Heilungschancen mehr bestehen. Wenn Ärzte mit ihrem „*medizinischen* Latein" am Ende sind, müssen sie damit nicht mit ihrem „*menschlichen* Latein" am Ende sein. In der Nähe von Sterbenden nehmen sie ihre eigene Endlichkeit wahr. Die Sterbephase kann nicht nur für Patienten, auch für Pflegende, Ärzte, Seelsorger und Angehörige zu einer Phase der Reifung, Vertiefung und Sinnfindung werden.

Marie de Hennezel hat in Paris als Psychologin auf einer Station für unheilbar Kranke über 10 Jahre lang Patienten beim Abschiednehmen vom Leben begleitet. Dabei hat sie erfahren, dass der Tod der eigentliche Höhepunkt des Lebens ist. Sie beginnt ihre Erzählung mit dem Bekenntnis, dass der Tod für sie nach wie vor ein gewaltiges Geheimnis ist, das große Fragezeichen: „Wir verbergen den Tod, als wäre er eine Schande. Wir sehen in ihm nur Grauen, Sinnlosigkeit, unnötiges und qualvolles Leiden, eine furchtbare Ungerechtigkeit. Dabei ist er der Höhepunkt, die Krönung und der Sinn unseres Lebens, ein unschätzbares Gut. [...] Nach jahrelanger Arbeit in der Sterbehilfe weiß ich immer noch nichts über den eigentlichen Tod, aber mein Vertrauen in das Leben ist gestiegen."[39] Sie gesteht: Früher glaubte ich, dass ich die Menschen im Angesichte des Todes begleite. „Mittlerweile weiß ich, dass sie in der Demut ihres Leidens meine Meister sind". Nur in der Demut wird die Brücke zu einer Liebe geschlagen, die den Sterbenden auf Augenhöhe begegnet.

Am eindrucksvollsten wird für mich als Christin diese Liebe bewusst, wenn ich auf das Leiden Jesu am Kreuz schaue. Unschuldig zum Tode verurteilt hängt Jesus blutüberströmt und unter unsäglichen Schmerzen zwischen Himmel und Erde, dem Spott und Gegaffe der Umstehenden ausgeliefert. In all dem bewahrt Jesus eine Würde, die mich tief bewegt. Alles haben seine Widersacher ihm nehmen können, die äußere Ehre, sein Ansehen und Aussehen, seine Kleidung und die Bewegungsfreiheit, – nur eines vermochten sie ihm nicht zu nehmen: Seine Freiheit zu lieben. Sterbend betet er für die, die ihn kreuzigen: „Vater, vergib ihnen, denn sie wissen nicht, was sie tun."[40] In dieser souveränen Haltung, die sich im Hass und im furchtbaren und unschuldig erlittenen Schmerz nicht die Liebe verbittern und vergällen lässt, liegt für mich der Kern seiner Würde. Wir dürfen hoffen, dass sie sich auch im Angesicht unseres Sterbens treu bleibt. Im Blick auf den Gekreuzigten stellt sich auch die Frage der Zumutbarkeit neu. Das Kreuz spricht vom Leben bis zuletzt, von Gottes Nähe bis ins Dunkel des Todes. Jesus hält aus, bis es „vollbracht" ist.[41]

4. Würde und Scham

Zum Schluss komme ich auf einen Aspekt zu sprechen, der bisher nur selten artikuliert wird, aber eng mit unserem Thema zu tun hat: auf die Scham.[42] Wenn in der Phase des Sterbens von den Gefühlen

---

[39] Marie de Hennezel, Den Tod erleben, Bastei Lübbe Taschenbuch, Band 61370, ³2000, 11f.
[40] Lk 23,34.
[41] Joh 19,30. Vgl. Norbert Feinendegen, Gerhard Höver, Andrea Schaeffer, Katharina Westerhorstmann (Hgg.): Menschliche Würde und Spiritualität in der Begleitung am Lebensende. Impulse aus Theorie und Praxis. Königshausen & Neumann, Würzburg 2014.
[42] Vgl. hierzu: Fritz Hartmann, Sterbens-Kunde als ärztliche Menschen-Kunde; Was heißt: In Würde sterben und sterben lassen? Zentrum für Medizinische Ethik, Bochum, Heft 149, März 2004, 2. Auflage; ferner Werner Strodmeyer, Scham und Erlö-

die Rede ist, spricht man in der Regel von der Angst, dem Schmerz, der Niedergeschlagenheit, der Trauer. Seltener wird von der *Scham* gesprochen, unserem empfindlichsten, feinsten Affekt, der den innersten Kern unseres Person-Sein schützt, die Ich-Identität. Es ist nicht schwer, sich einen Kranken mit einem Mundhöhlenkrebs vorzustellen, von dem Peter Wust befallen war, dessen übler Geruch von den Besuchern kaum auszuhalten war, und der ihn sozial immer mehr isolierte. Kranke dieser Art leiden darunter, dass sich die Besucher zurückziehen. Sie schämen sich vor sich selbst, vor allem aber vor Anderen, vor denen sie sich als Zumutung empfinden. „Das Schamgefühl ist für alle Schwerkranken und Sterbenden der gemeinsame Nenner für alle Verluste von Selbstpflege und Abhängigkeiten: Geräusche von Wimmern, Schluchzen, Weinen, Schreien, Husten, lauter Abgang von Blähungen: Gerüche von unwillkürlicher Darmentleerung, Urin, Schweiß, Erbrochenem; Anblick von Verfall, Verlust des An-Sehens in seiner doppelten Bedeutung des Gesichts und der Person in ihrer Selbst-Darstellung. Wer verstehen will, was der Verlust von Würde im Sterben beim Sterbenden bedeutet, der sollte auch die Gestalten des Sich-Schämens am Sterbenden erkennen." Das vertrauenerweckende und wertschätzende Gespräch ist der Königsweg, um lindernd in diesen beschämenden Situationen zu wirken. Gespräch ist in diesem Zusammenhang in seinem weitesten Sinne zu verstehen als kommunikative Gestalt und Brücke der Verständigung: Sprechen und Zuhören, Beobachten der nicht sprachlichen Botschaften in Mimik, Gestik, Haltung, Sprechen; und das heißt auch gemeinsames Schweigen, wenn der Sterbende verstummt. Gespräche sollten mit beruhigenden Worten schließen: Ich werde tun, was ich kann. Ich will Ihnen helfen. Dabei geht es in der Hauptsache um die Bereitschaft, für ihn da zu sein, auch im Sterben: „Ich werde Ihnen helfen"; d. h. Angst und Schmerz mildern und die Stimmung heben. Das sind zugleich Hilfen gegen den drohenden Würde-Verlust. Sich zunehmend nicht mehr helfen können, Selbständigkeit zu verlieren, abhängig bei den einfachsten Verrichtungen zu werden; Gerüche und Geräusche nicht beherrschbar halten zu können; Selbstdarstellung als Person in der Beziehung zu Anderen, Vertrauten und Fremden verlustig zu gehen; Entfremdung vor sich selbst und Anderen: „Ich bin nicht mehr Ich-Selbst", „Er/sie ist ja gar nicht wiederzuerkennen;" „Wie wird man mich in Erinnerung behalten?" Zur Wahrung der

sung. Das relational-soteriologische Verständnis eines universalen Gefühls in pastoraltherapeutischer Hinsicht, Verlag Ferdinand Schöningh 2013.

Würde der Person eines Jeden gehört, dass er sich als Noch-Gesunder, als Kranker, als Sterbens-Kranker und als Sterbender, ja, auch noch als Toter, sicher sein kann, dass seine Interessen und sein Wille gewahrt bleiben und sich die Würde wie ein Schutzmantel um ihn legt. Dem dient auch der fortgesetzte ethische und rechtliche Diskurs der Gegenwart.

Bedenkenswert sind neuere hirnphysiologische Erkenntnisse an Wachkoma-Patienten: Die Hirnströme dieser Kranken können auf vertraute Gesichter, die Stimme der Mutter und Besuche von Angehörigen mit Aufmerksamkeit und innerer Wachheit reagieren. Das „Lasst mich nicht allein" kommt aus tieferen Schichten der frühkindlichen Erlebniswelt in der Fühlen, Tasten, Streicheln, Handhalten, Nähe vermittelnde Anwesenheit ausdrücken. Im beruhigenden Sprechen und Trösten wirken nicht mehr die Worte, vielmehr die vertrauten Stimmen beruhigend. Will man die Ansprechbarkeit prüfen, so sollte man dem Sterbenden seinen Vor- oder Kosenamen ins Ohr sagen. Darin drückt sich jene Liebe aus, mit der Markus Rückert seine Überlegungen über Liebe im Angesichts des Sterbens abschließt: „Denn die ist die eigentliche Würde des Menschen."[43]

---

[43] Markus Rückert, Von Liebe und Tod, 442.

Autorenverzeichnis

Adam-Paffrath, Renate
Dr. re. cur., wissenschaftliche Mitarbeiterin der Pflegewissenschaftlichen Fakultät an der Philosophisch-Theologischen Hochschule Vallendar.

Brandenburg, Hermann
Prof. Dr., Lehrstuhl für Gerontologische Pflege an der Philosophisch-Theologischen Hochschule Vallendar.

Bruch, Harald Robert
Prof. Dr., Facharzt für Innere Medizin – Hämatologie und internistische Onkologie, Gastroenterologie, Bonn.

Giertler, Rudolf
PD Dr. med., Vorsitzender der Katholischen Ärztearbeit Deutschlands (KÄAD e.V.).

Niederschlag, Heribert
Prof. em. Dr., Lehrstuhl für Moraltheologie an der Philosophisch-Theologischen Hochschule Vallendar.

Proft, Ingo
Dr. theol., wissenschaftlicher Mitarbeiter am Ethik-Institut und am Kardinal Walter Kasper Institut an der Philosophisch-Theologischen Hochschule Vallendar.

Ruberg, Klaus
Dr. rer. medic., Fachapotheker für Offizin- und Pflegeversorgung, Köln.

Sailer-Pfister, Sonja
JProf. Dr., Lehrstuhl für christliche Gesellschaftswissenschaften und Sozialethik an der Philosophisch-Theologischen Hochschule Vallendar.

Schuster, Josef
Prof. em. Dr., Lehrstuhl für Moraltheologie an der Philosophisch-

Theologischen Hochschule St. Georgen.

Selge, Karola
Inhaberin Ambulanter Pflegedienst Selge, Frankfurt a. M.

Vaz, Savio
PD Dr. theol., Dozent für Moraltheologie an der Philosophisch-Theologischen Hochschule Vallendar.